21世纪科学前沿 21st CENTURY SCIENCE

艾滋病 ADIS

[英]苏珊·奥尔德里奇博士 / 著　张婷婷 / 译

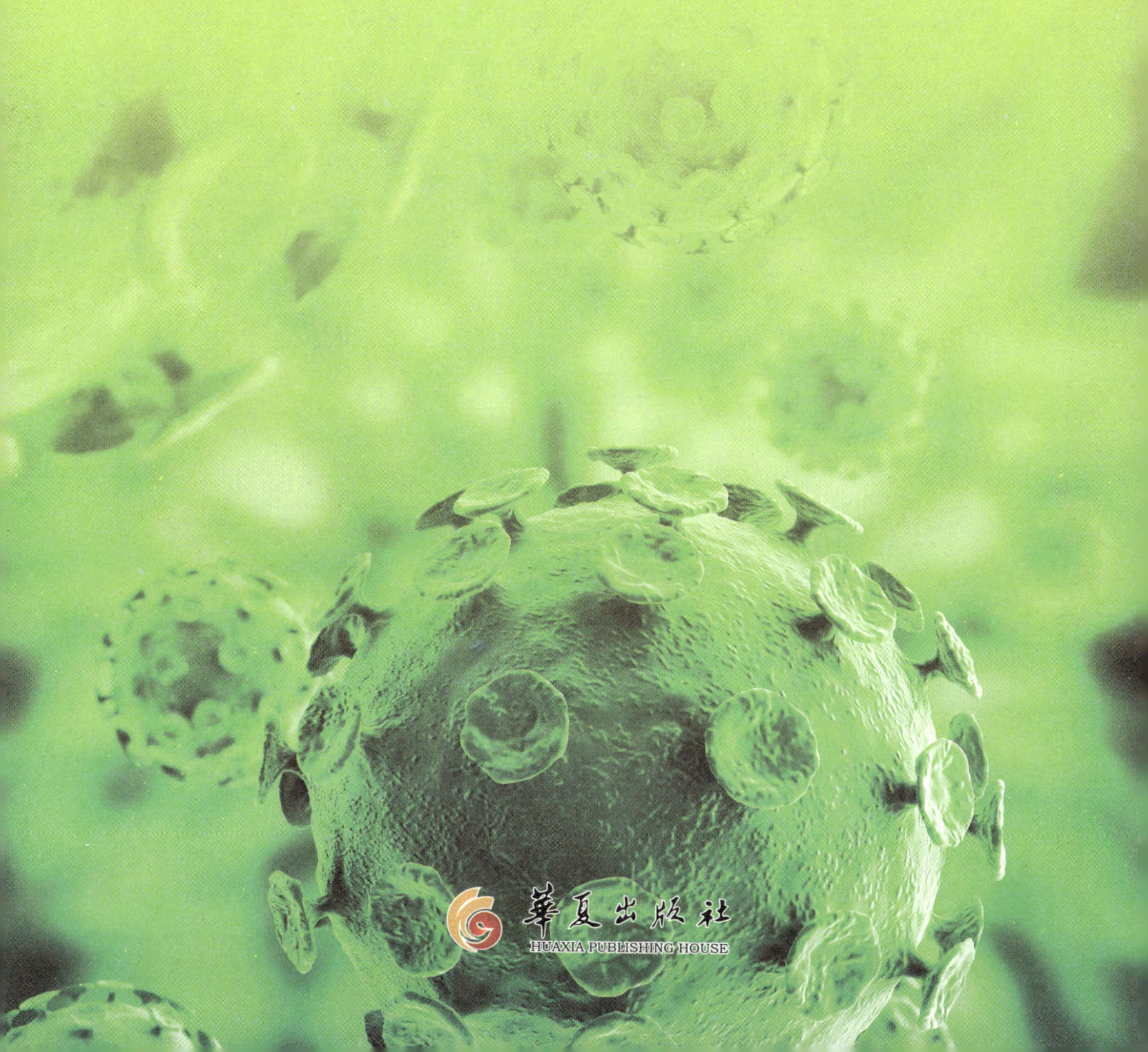

华夏出版社
HUAXIA PUBLISHING HOUSE

图书在版编目（CIP）数据

艾滋病 /（英）苏珊·奥尔德里奇博士(Dr Susan Aldridge) 著; 张婷婷译. --北京: 华夏出版社, 2017.1

（21世纪科学前沿）

书名原文: 21st Century Science: ADIS

ISBN 978-7-5080-8992-8

Ⅰ.①艾… Ⅱ.①苏…②张… Ⅲ.①获得性免疫缺陷综合征—防治—青少年读物 Ⅳ.①R512.91-49

中国版本图书馆CIP数据核字 (2016) 第252923号

21st Century Science: AIDS
First published in 2011
under the title 21st Century Science: AIDS by Tick Tock, an imprint of Octopus Publishing Group Ltd
Endeavour House, 189 Shaftesbury Avenue, London WC2H 8JY
Copyright © 2012 Octopus Publishing Group Ltd
All rights reserved.

版权所有，翻印必究。
北京市版权局著作权登记号：图字 01-2012-8562 号

艾滋病

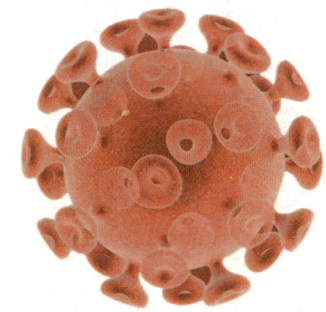

作　　者	[英]苏珊·奥尔德里奇博士
译　　者	张婷婷
责任编辑	王占刚　许　婷
出版发行	华夏出版社
经　　销	新华书店
印　　刷	永清县晔盛亚胶印有限公司
装　　订	永清县晔盛亚胶印有限公司
版　　次	2017年1月北京第1版 2017年1月北京第1次印刷
开　　本	690×940　1/16开
印　　张	9
字　　数	70千字
定　　价	25.00元

华夏出版社　网址：www.hxph.com.cn　地址：北京市东直门外香河园北里4号　邮编：100028
若发现本版图书有印装质量问题，请与我社营销中心联系调换。电话：（010）64663331（转）

目录 Contents

引 言

什么是HIV/艾滋病? /004
什么是病毒? /006
病毒与寄生物 /006
对抗病毒 /008

第一章 HIV

首次接触 /014
在细胞里面 /014
体征和症状 /016
四个阶段 /018
HIV感染者/艾滋病患者 /024
信任别人 /025

第二章 全球流行病

艾滋病的出现 /030
HIV的发现 /033

找到了? /034
日益蔓延的流行病 /037
加速 /037
找到一种治疗的方法 /040
艾滋病防护药（AZT）和艾滋病 /043
复方抗菌药（合成制剂）/044

第三章 艾滋病孤儿

脆弱的非洲 /049
非洲的HIV与儿童 /051
艾滋病与儿童 /052
在非洲治疗艾滋病 /056
全球基金 /057

第四章 全球危机

艾滋病的传播 /063
聚焦加勒比海 /064

进行改变 / 065

第五章　了解HIV

感染HIV / 070

性、毒品与艾滋病 / 074

性、毒品 / 074

血液与艾滋病 / 076

血友病与艾滋病 / 079

母亲与孩子 / 085

保护 / 086

第六章　提高意识

对艾滋病的认识 / 092

保持血液安全 / 094

保护自己 / 095

寻找疫苗 / 099

找到一个解决方案 / 099

第七章　抗病毒药物

希望与生存 / 106

HIV的测试 / 107

酶联免疫吸剂测定 / 109

新的治疗方法 / 112

抗逆转录病毒药物 / 112

联合药物 / 113

世界各地 / 114

接触患者 / 118

接触病人 / 118

第八章　疫苗接种运动

采取行动 / 124

流行病和大规模流行病 / 126

反击 / 128

进一步的研究 / 131

疫苗 / 132

展望未来 / 136

名词解释 / 138

引 言

一个全球化的疾病

在2007年,全球约有3300万感染了HIV/艾滋病的人,其中包括200万儿童。同年,又新增了270万被感染的人,并有200万人死于艾滋病。仅非洲就大约有1200万艾滋病孤儿。

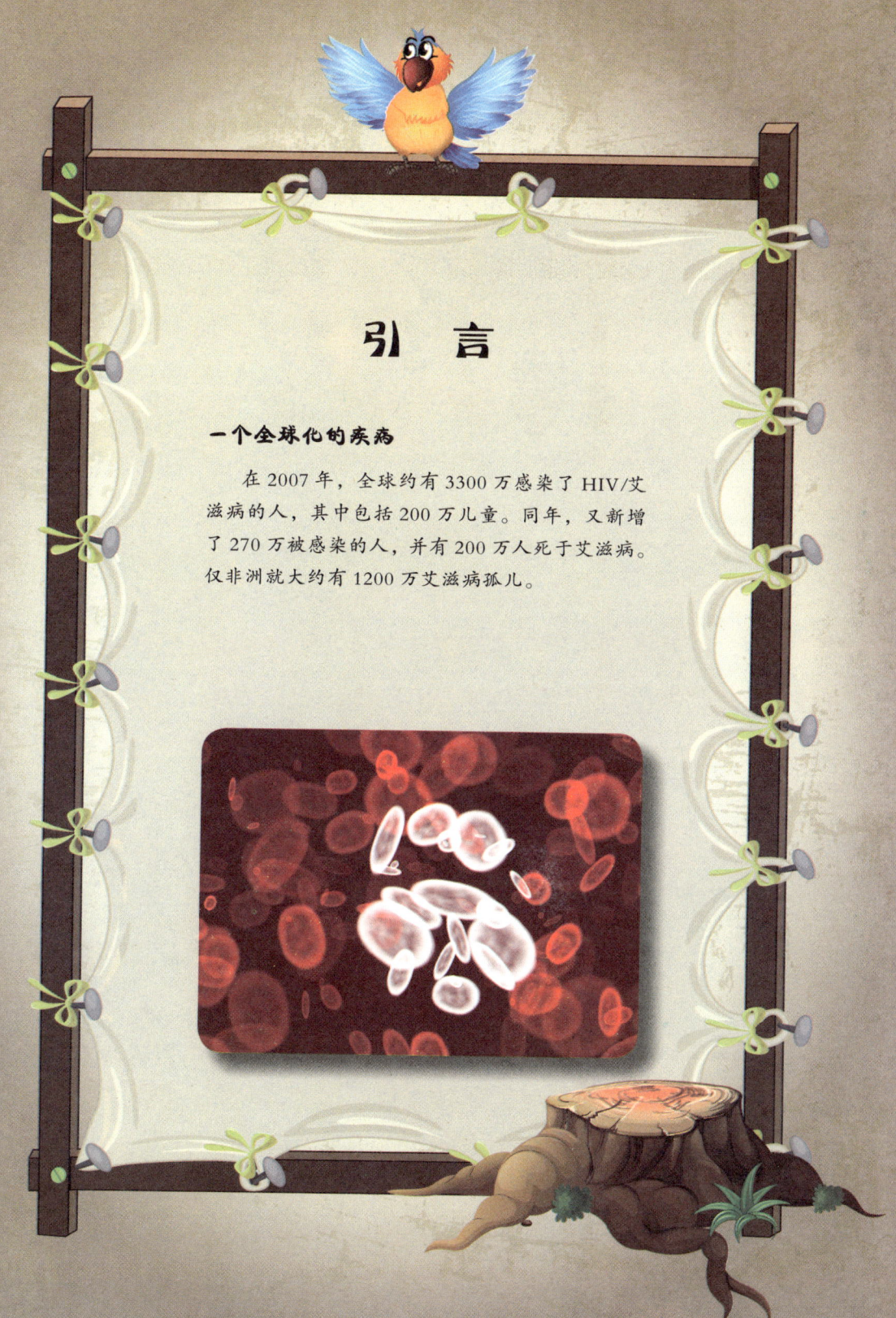

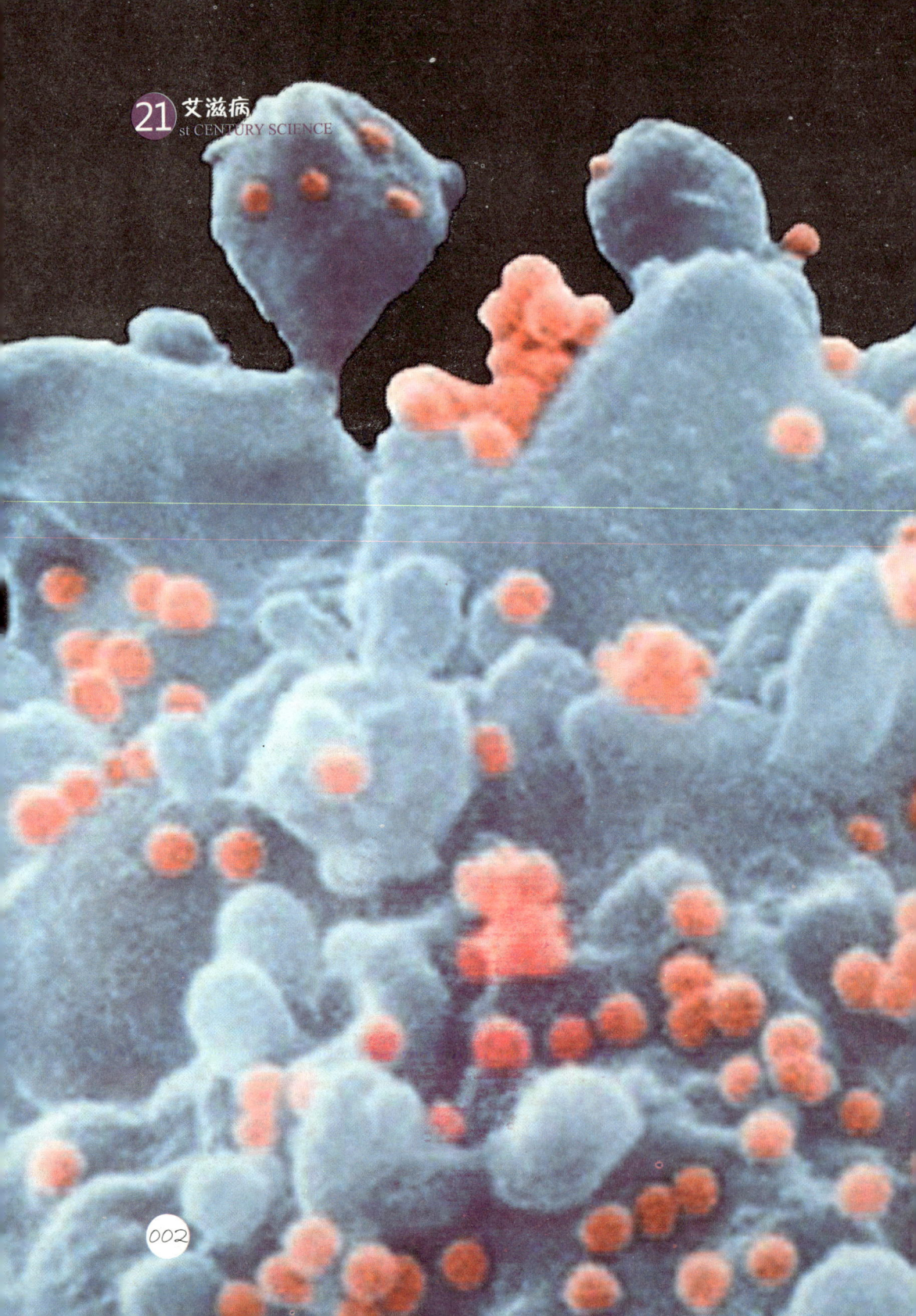

▼ 这张彩色的显微图像展示了T细胞的表面被感染了HIV，呈现出多块的外表。小而圆的病毒微粒（红色）聚集在表面。

引言 003

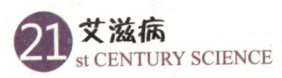

什么是HIV/艾滋病?

20世纪80年代,医生把一种横扫地球的传染病称之为艾滋病,艾滋病是由HIV引起的。HIV(Human Immunodeficiency Virus),即人类免疫缺陷病毒,旧称为艾滋病病毒,它们会造成人类免疫系统的缺陷。艾滋病(Acquired Immune Deficiency Syndrome,英文缩写为AIDS),即获得性免疫缺陷综合征,是人类因为感染HIV后导致免疫系统缺陷,并发一系列机会性感染和肿瘤,严重者可导致死亡的综合征。如果不进行治疗,HIV感染者最终将会转化为艾滋病患者。HIV通过侵入免疫系统的重要部分T细胞对人体的免疫系统进行攻击。随后的数年,这些T细胞被HIV破坏,进而导致人体的免疫系统发生故障,使身体遭受不同种类的感染和肿瘤的折磨,最终致死。然而,现在有一些抗病毒的治疗方法可以抑制HIV,因而会有一些感染了HIV,但仍能活许多年的人,他们的病情也没有恶化。科学提供了很多可以控制HIV/艾滋病的方法。可见艾滋病是一种可以预防的疾病,但也处于危险状态,需要我们广泛而迅速地采取行动,帮助那些受感染的人们。

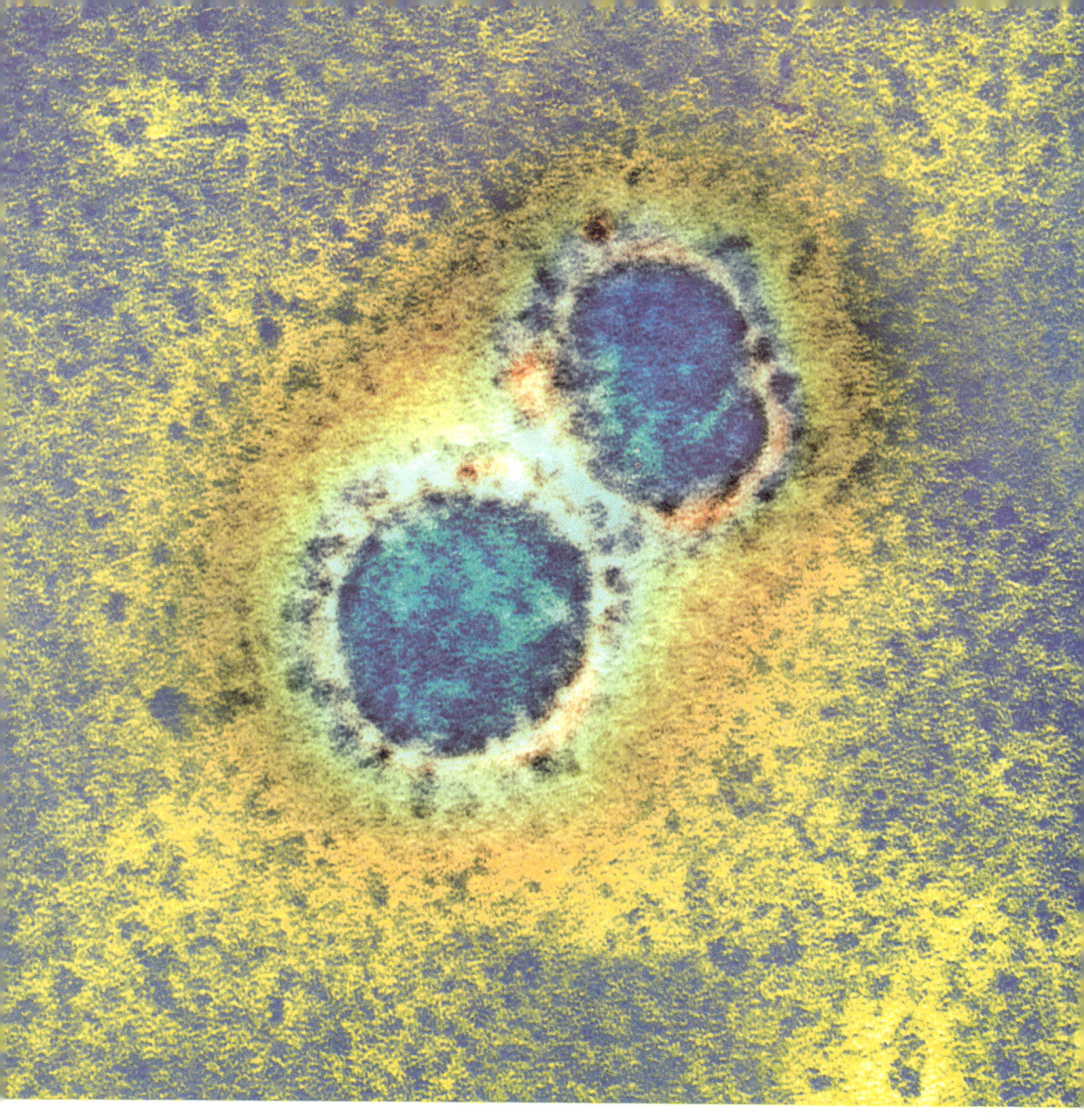

▲ 这两个蓝色的圆圈是SARS的病毒微粒。SARS是指"严重急性呼吸综合征",是一种致命的肺部疾病,首发病例是2002年在中国出现的。

什么是病毒？

总体上有四类主要的微生物导致了疾病：细菌、真菌、原生生物和病毒。所有的微生物肉眼都能够看见，但是病毒是最小的。病毒的直径仅有15—300毫微米（1毫微米是十亿分之一米）。病毒会造成疾病，有些可能是轻微的，如感冒和疣；有些则会很严重，甚至威胁到生命，如出血热、SARS、H1N1猪流感、艾滋病和癌症。

病毒与寄生物

病毒不像其他的微生物，它们自己本身没有生命。它们只能存活于宿主生物体细胞的内部，宿主生物体包括人类、动物和植物。病毒是极小的微粒，形状和大小各不相同。所有的病毒都有一个遗传物质的核心——DNA（脱氧核糖核酸）或RNA（核糖核

▼ 狐蝠或果蝠，在马来西亚可以经常见到。它的唾液已经被证明感染了尼帕病毒。如果尼帕病毒传染给人类，就可能是致命的。

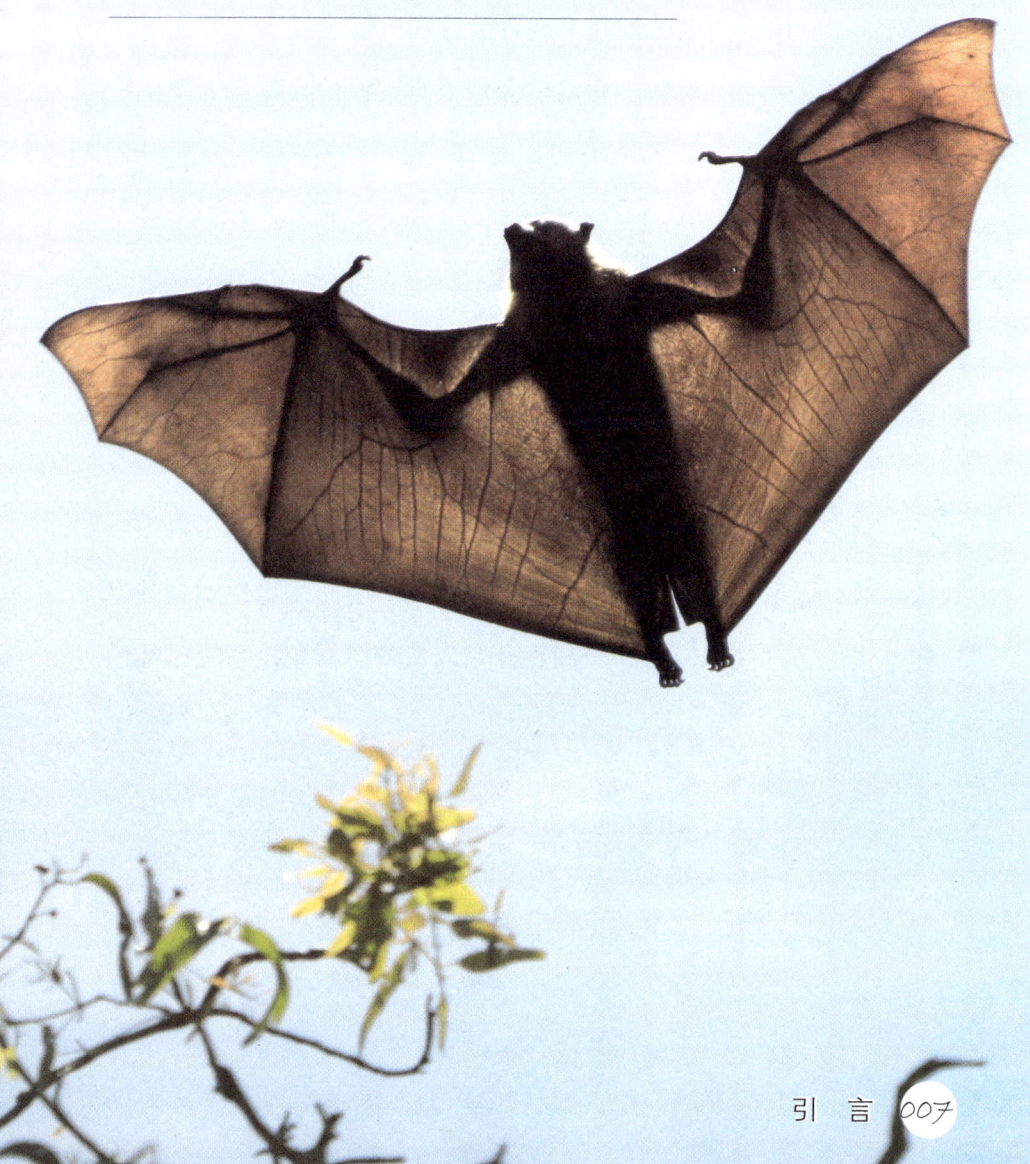

酸）。它们有些可能被蛋白质包裹着，有些则没有。病毒进入其宿主有多种可能的方式——通过不干净的食物或水，或者通过人咳嗽或打喷嚏后产生的悬浮微粒。当进入细胞后，病毒就会不断繁殖，然后侵入周围的细胞。病毒的存在可能会损害，甚至杀死细胞，这就引起了疾病。病毒也会侵入旨在保护人体免受微生物侵袭的免疫系统。

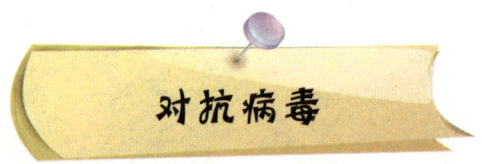

对抗病毒

只有少数的药物可以对抗病毒，比抗细菌的药物要少得多。抗生素只能杀死细菌，对病毒却不起作用。阻止病毒性感染的最佳方式是通过接种疫苗，当病毒开始攻击的时候免疫系统已经做好了准备。

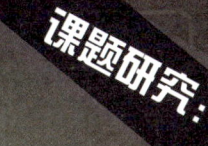

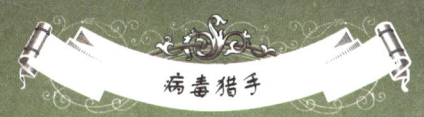

病毒猎手

研究内容： 科学家查出在2004年尼帕病毒感染导致多人分别在孟加拉国和马来西亚死亡。他们希望知道这些病毒是如何在人类身上引发新的感染的。

研究团队： 乔恩·爱泼斯坦博士和彼得·达赛克博士，他们来自国际保护医学联盟。国际保护医学联盟是由美国的一流大学、美国野生动物健康中心和美国纽约的野生动物基金会组成的联盟。

研究过程：科学家走访了婆罗洲西部偏僻的火山岛刀曼岛，那里距离马来西亚发生尼帕病毒感染的地方只有240公里。他们寻找狐蝠，怀疑它们就是感染源。他们抓住了十多只，并带着它们的血液样本和唾液样本在本地的隔离实验室进行研究。

研究结论：研究发现，尼帕病毒存在于蝠类的唾液中。马来西亚发生尼帕病毒感染的地方是在养猪场附近。蝠类食用了树上的水果，这些被感染的水果污染了猪的饲料，被感染的猪把这种疾病传给了人类。很多新的疾病，包括艾滋病，有可能就来源于动物。

第一章 HIV

HIV 与人类

　　HIV 属于一组称之为逆转录酶病毒的病毒。它们的遗传物质是由 RNA 组成，而不是 DNA。像其他所有的病毒一样，HIV 会在细胞内部进行自我复制，但是它们这样做需要使用一种叫逆转录酶的酶。HIV 自我复制的能力可以转而对抗用于治疗 HIV 的药物。

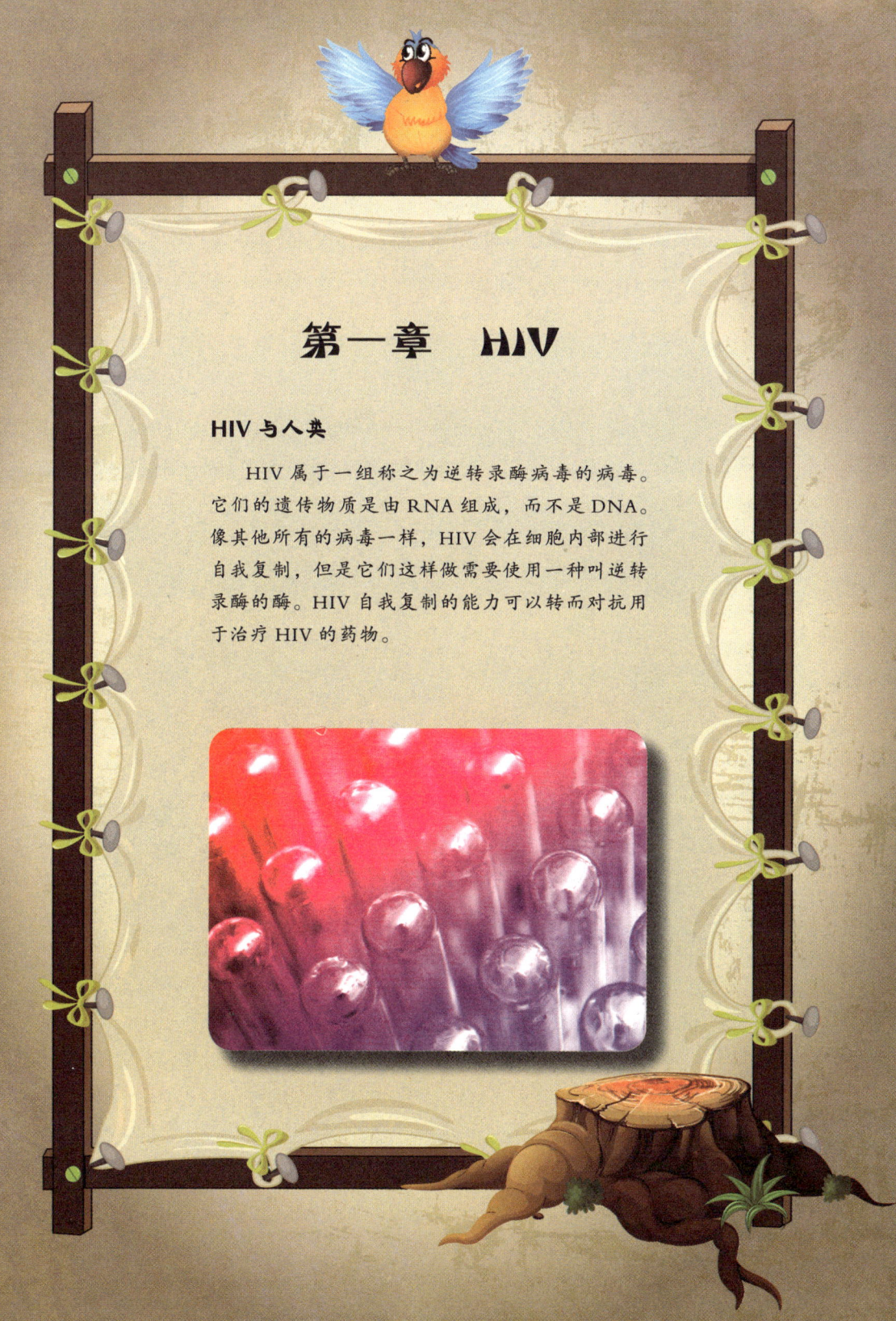

21 艾滋病
st CENTURY SCIENCE

▼ HIV（黄色和橙色）的芽体离开了人类的T细胞。它们经过人体，毁坏其免疫系统并让其感染。

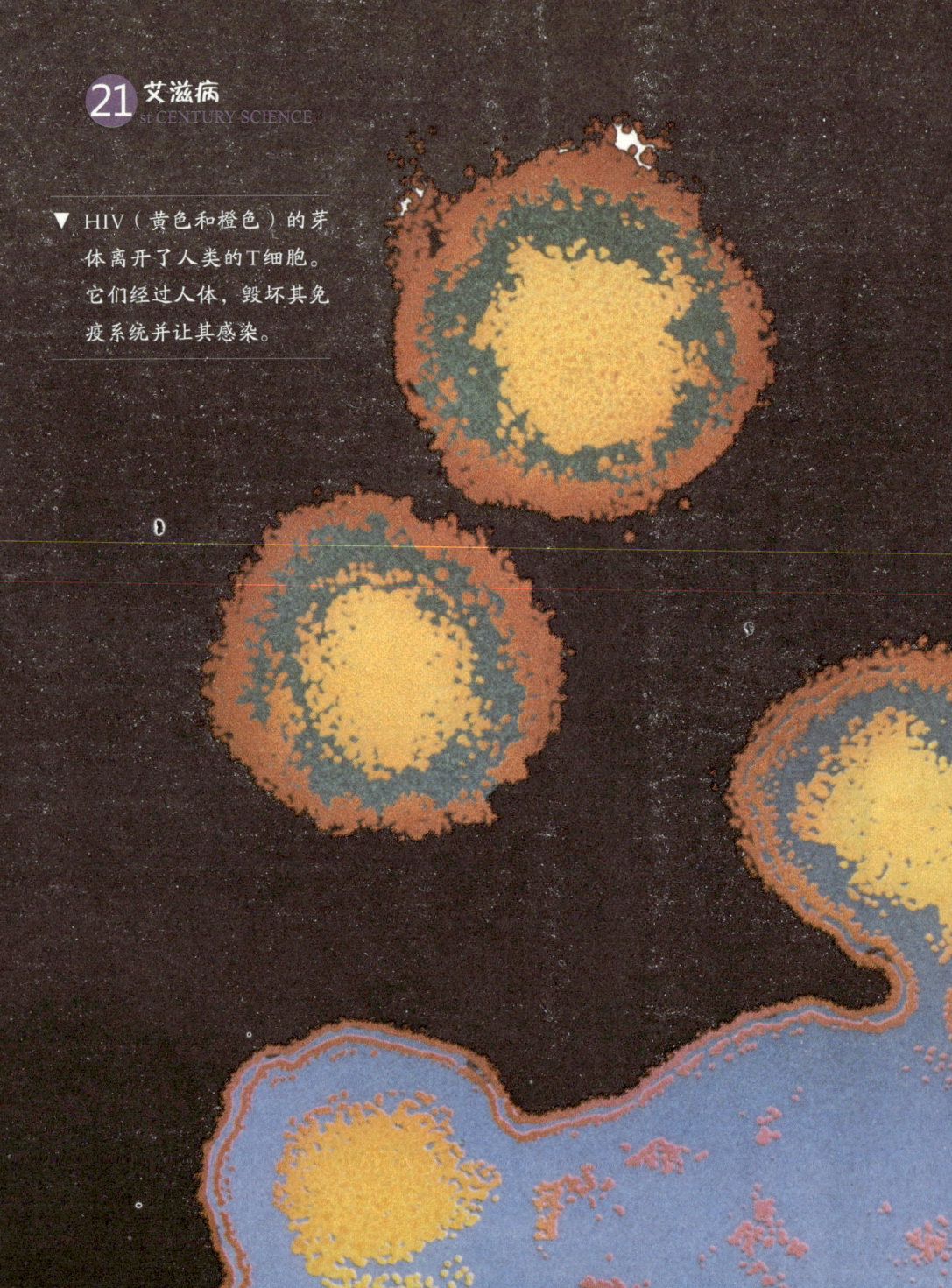

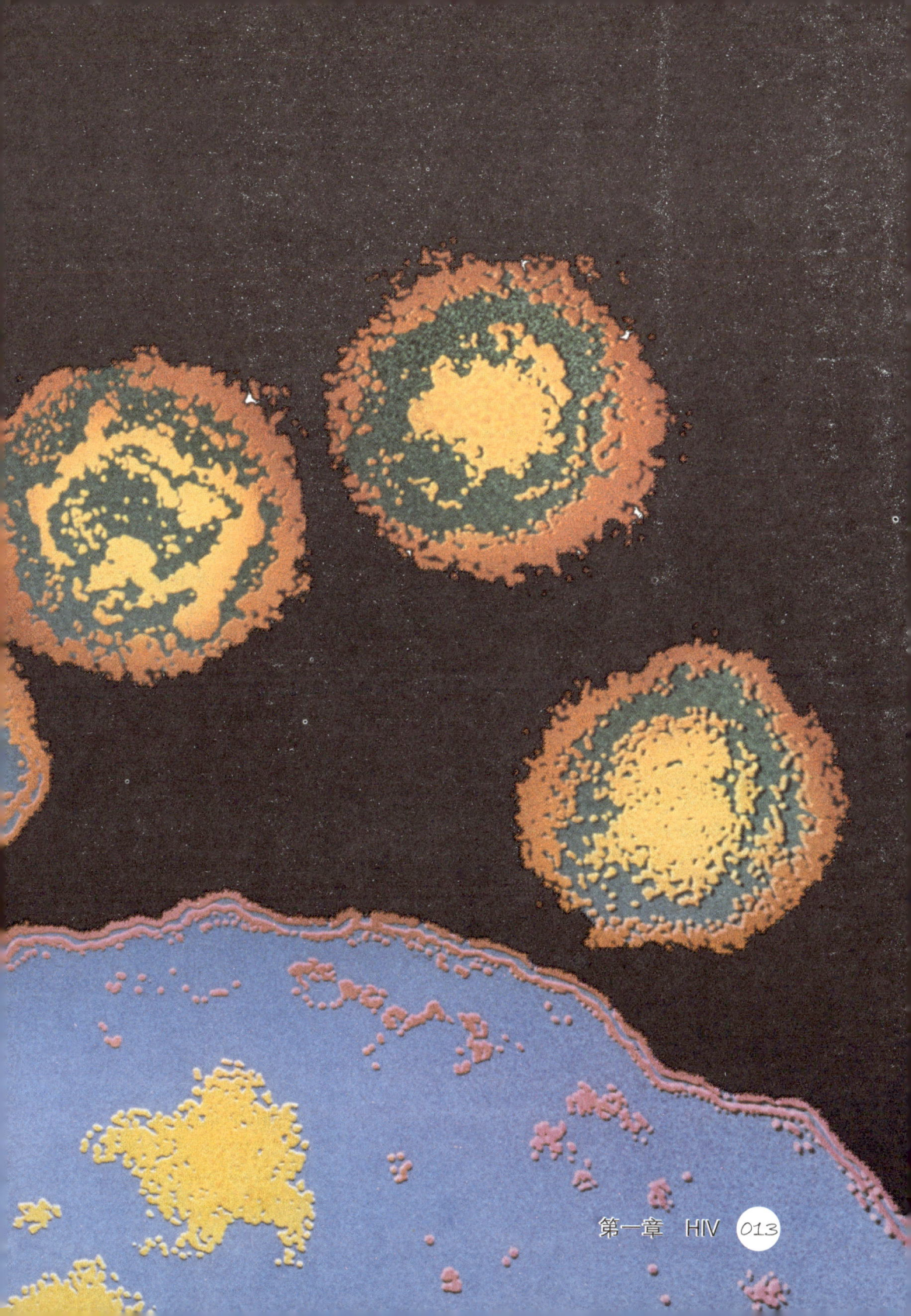

首次接触

一旦HIV进入人体，它们会感染CD4细胞（也称之为T4淋巴细胞或辅助T细胞），之所以这么称呼它们是因为其表面有一种叫CD4的蛋白质分子。CD4是受体，它们扮演信号和进出细胞的交通入口的角色。CD4细胞是免疫系统的一部分，保护人体不被感染。事实上，CD4细胞之所以重要是因为它们有时候被称作"免疫乐团"里的"指挥"。它们第一次与入侵的细菌和病毒——如HIV——接触后，就会向其他种类的免疫细胞发出警告，去应对这种威胁。

在细胞里面

HIV微粒的表面包裹着一层叫Gp120的蛋白质分子，它们可以帮助HIV进入CD4细胞中去。Gp120会附在宿主细胞表面的CD4分

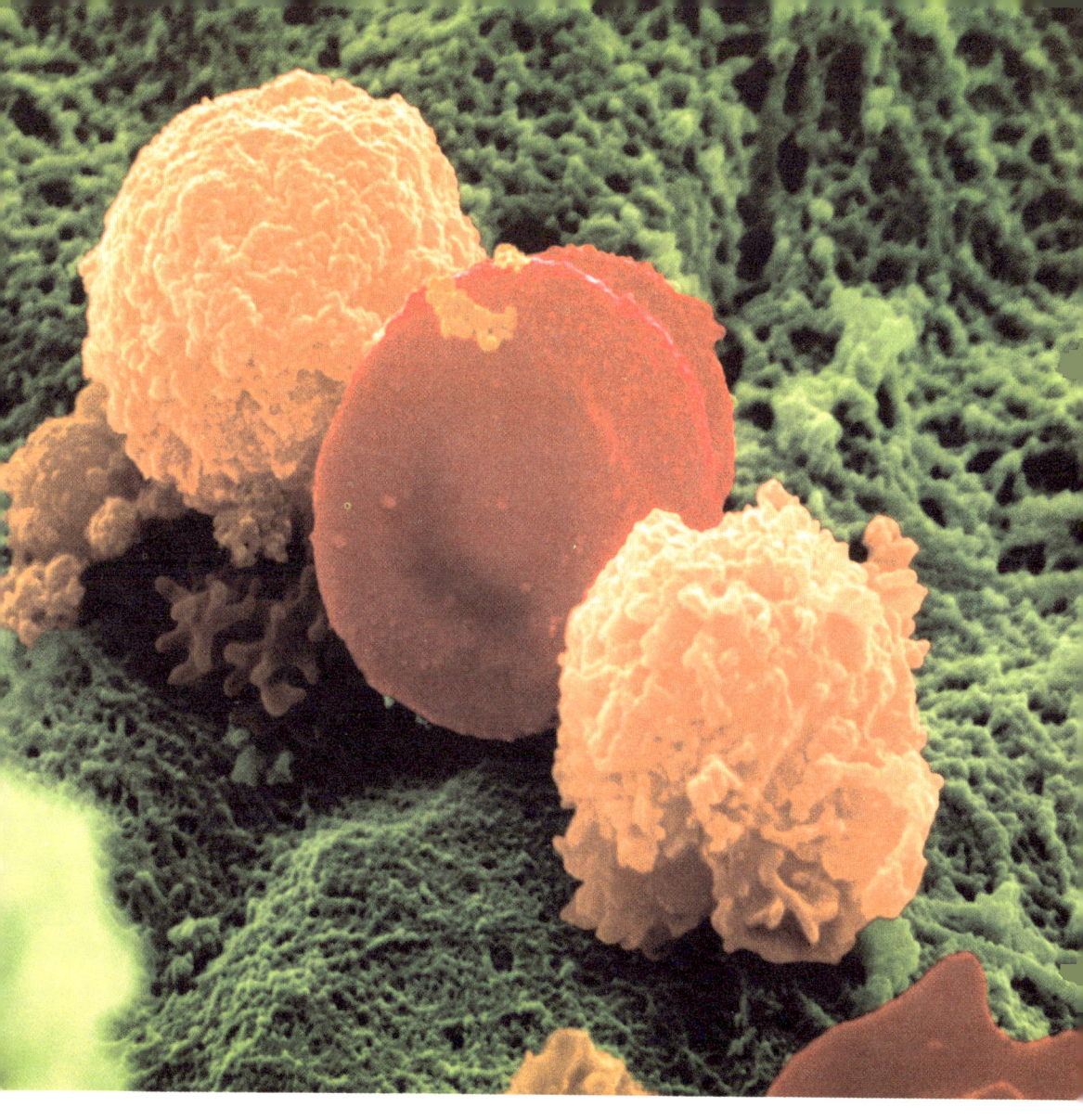

▲ 白细胞（黄色）是人体免疫系统中的重要部分。它们的作用是保护身体免受感染，要么通过攻击，要么通过制造抗体。

子上，把它当做可以抓住的地方。一旦进入细胞，HIV的蛋白质外衣就开始与它分离，RNA便前往控制中心或细胞核。一旦到达那里，它们就接管了细胞的工厂——像所有的病毒一样，HIV是一个寄生物——并强迫细胞不断地复制HIV。HIV最终会冲出细胞去感染更多的细胞，而那些CD4细胞不是被损害就是死亡了。免疫系统的关键组成部分逐渐被破坏，从而导致了艾滋病症状的产生。

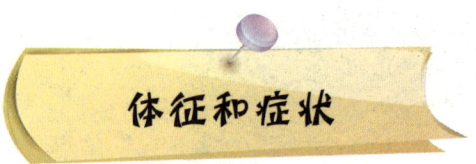

体征和症状

被感染了HIV后，大概需要十年或十年以上的时间发展成为艾滋病。起初，人体的免疫系统会抵抗感染，人似乎是健康的。尽管如此，他们仍然可以传染给其他人。最终，他们的免疫系统瓦解，出现各种各样医学上的症状。然而，通过治疗，一些感染HIV的人或许仍会让自己保持着正常的健康状态。

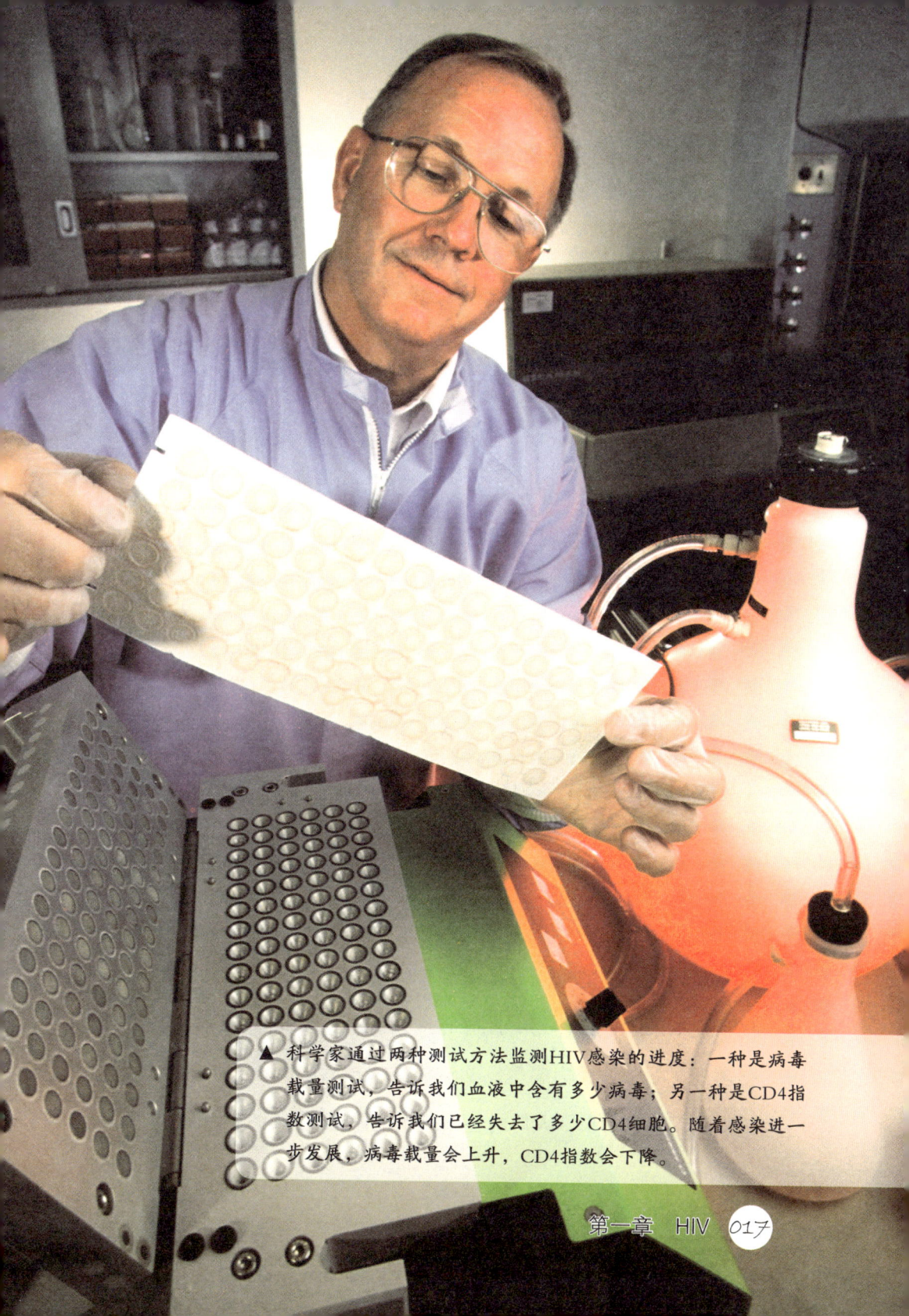

▲ 科学家通过两种测试方法监测HIV感染的进度：一种是病毒载量测试，告诉我们血液中含有多少病毒；另一种是CD4指数测试，告诉我们已经失去了多少CD4细胞。随着感染进一步发展，病毒载量会上升，CD4指数会下降。

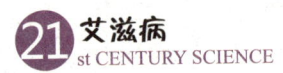

四个阶段

医生把HIV感染分为了四个阶段：第一个阶段叫HIV感染或血清转化，是指从人体的血液第一次接触到出现抗体，这大概需要三个月的时间。抗体可以抑制病毒和细菌并帮助破坏它们。有些人感染了HIV后会出现一些症状，如发热、嗓子疼痛或头疼，这是免疫系统抵抗感染的信号；第二个阶段被称为感染的无症状时期，HIV成为隐性的感染，症状在这个时期如果有也是很少的，这个阶段最长可以持续15年；第三个阶段，免疫系统最终开始显示被HIV损害的迹象；第四个阶段，也是最后的阶段，很多医生断定为艾滋病阶段，HIV开始变得比之前活跃起来，并出现了很多症状，如夜间出汗、体重减轻和腹泻。这个阶段也会有一些机会性感染，如卡氏肺孢子虫肺炎（一种肺炎）、念珠菌感染（一种影响到口腔的酵母菌感染）和单纯性疱疹（唇疱疹）。由于免疫系统本来起保护作用，此时它遭到破坏，因此各种癌症有可能会出现，如卡波氏肉瘤等。艾滋病在它最后的阶段，可能会影响到大脑，造成痴呆，人体的各项机能也在逐渐退化。

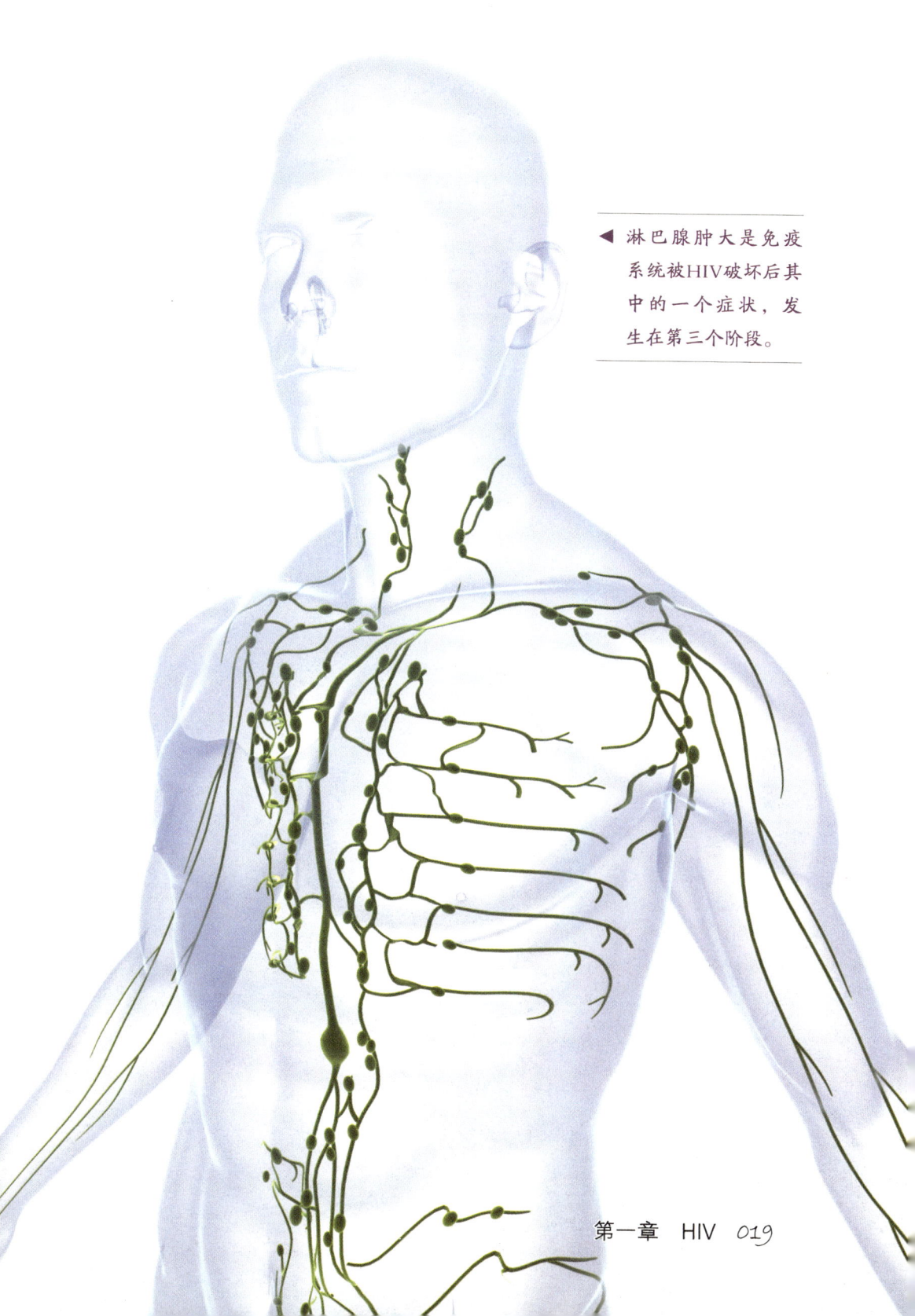

◀ 淋巴腺肿大是免疫系统被HIV破坏后其中的一个症状，发生在第三个阶段。

科学生涯

阿什·泰勒是一位生物医学科学家,他在邓迪内维尔医院的实验室工作。

一日掠影……

生物医学科学家在医疗保健中起着重要的作用。他们在人类样本(包括血液和其他类型的组织在内)上开展了广泛的测试,而且经常使用一些精密的仪器。他们侧重于专门研究一个特定的领域,例如,在公共健康实验室里,他们帮助调查疾病的爆发,如食物中毒或猪流感;法医学的生物医学科学家主要从事一些实验室的工作并帮助警察抓到罪犯；免疫学的生物医学科学家，如这些在内维尔医院工作的生物医学科学家，专门研究人体的免疫系统，他们着眼于一个广泛的医疗问题，包括传染病、寄生虫感染、过敏、肿瘤的生长、组织移植和器官移植。

斯人斯语……

"我们的工作在监控和治疗艾滋病方面特别重要。我们负责转向病毒载量和CD4的指数测试，处理和管理血液样本，并报告结果。实施测试的机器一般是自动化的，这在结果中消除了人为的错误。"

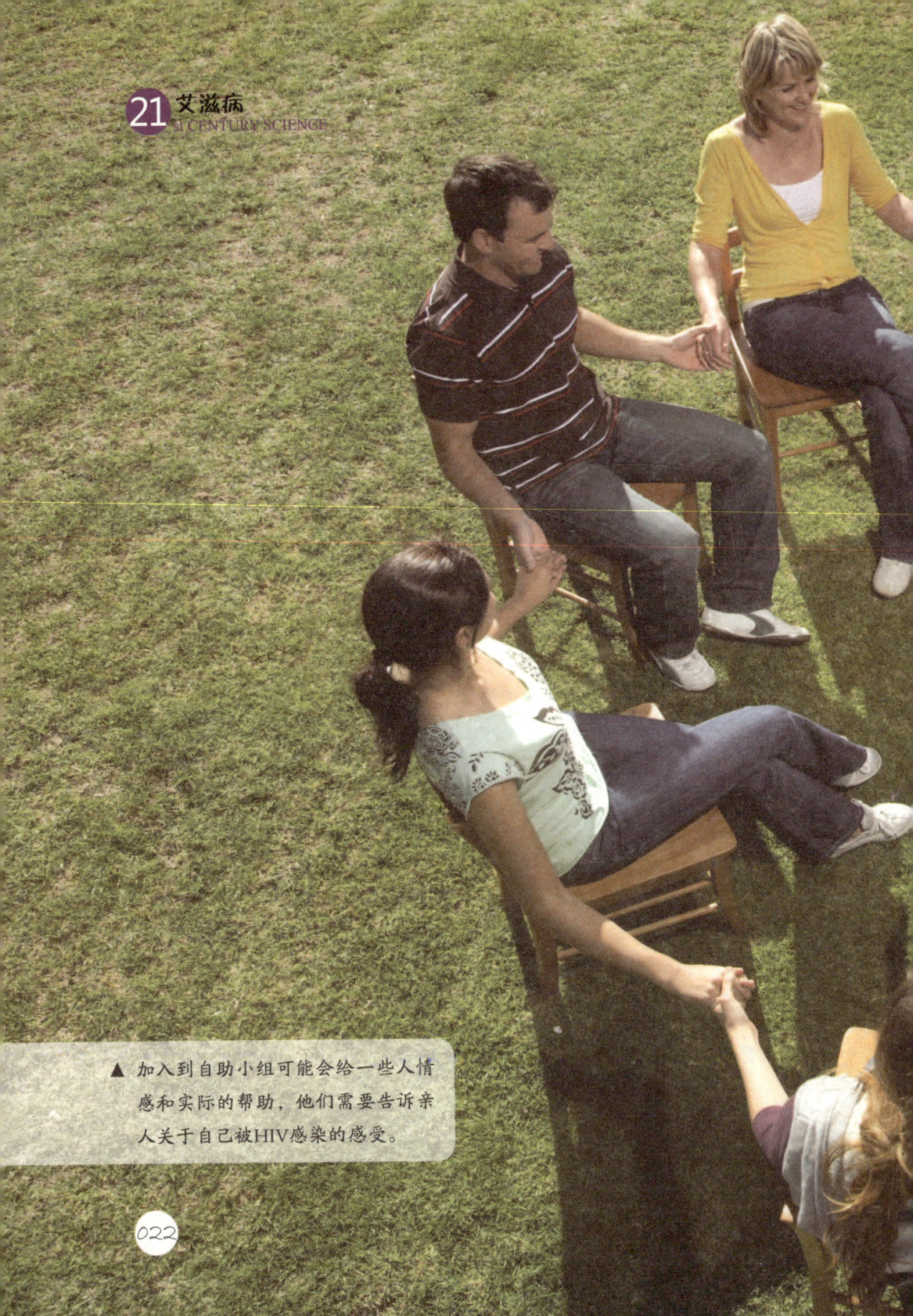

21 艾滋病
ST CENTURY SCIENCE

▲ 加入到自助小组可能会给一些人情感和实际的帮助,他们需要告诉亲人关于自己被HIV感染的感受。

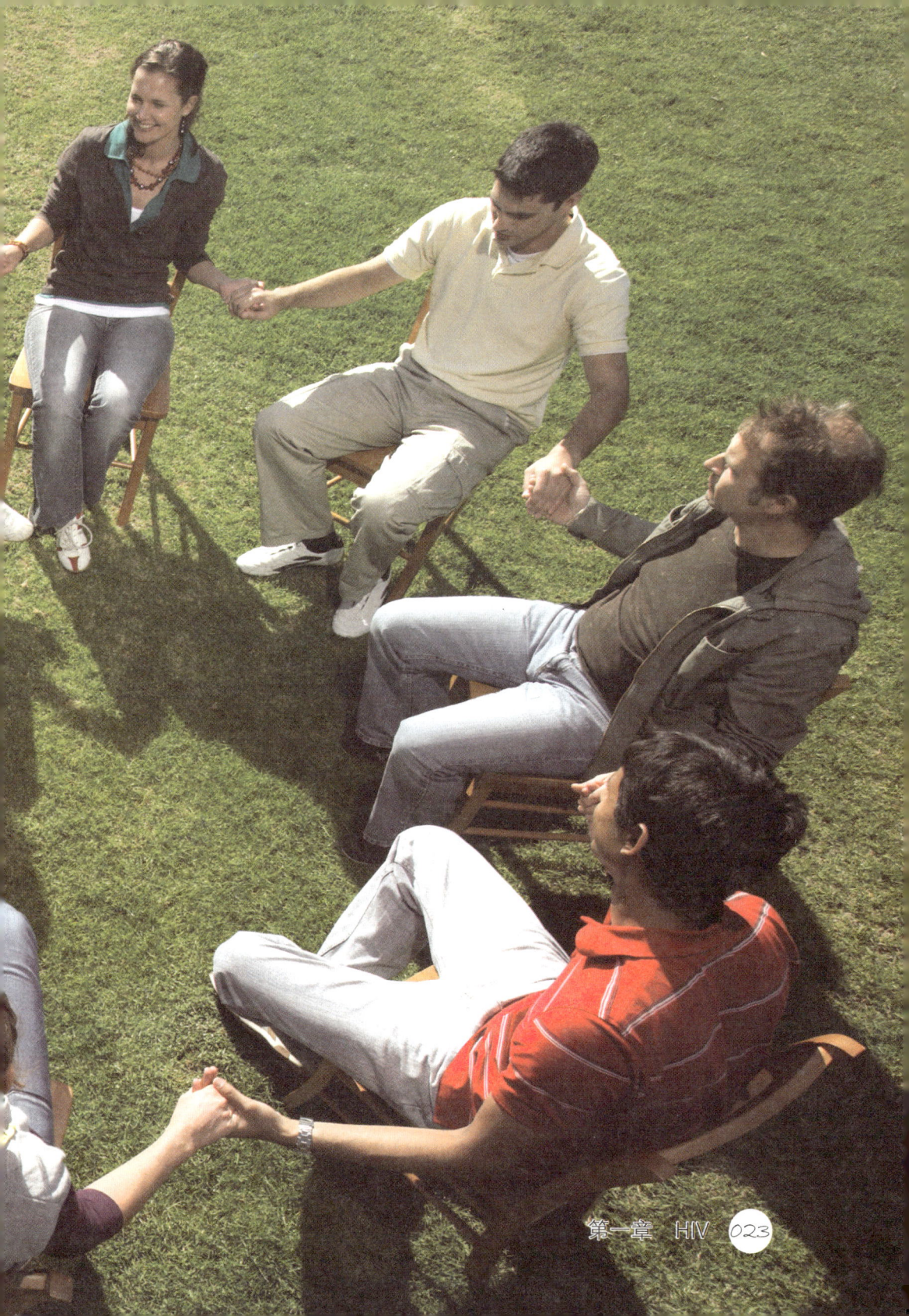

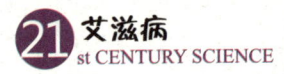

HIV感染者/艾滋病患者

HIV感染者是指体内有HIV，但未出现艾滋病临床症状的人。由于对艾滋病有较好的了解，再加上有可以治疗它的药物，所以现在有许多HIV感染者/艾滋病患者仍在坚强地活着。在某些方面，HIV感染者与其他患有慢性病的患者情况相似，如糖尿病、癌症或心脏病病人。不同之处只是因为HIV是一种引起耻辱和偏见的疾病。从被诊断为HIV阳性时起，他们在生活中会面对许多方面的挑战。他们不知道自己是否或者何时发病，是否能够继续工作或学习，他们的经济状况能否继续接受治疗，以及他们的生命还会延续多久。HIV感染者需要每几个月进行一次体检，以监控他们的病毒载量和CD4的指数。如果进行药物治疗，将会有许多不同种类的药物，需要他们严格按照一个时间表来服用药物。他们还将不得不很好地照顾自己，养成一个良好的饮食习惯，经常运动，保证充足的休息。有些人发现一些辅助疗法，如瑜珈、药物治疗和芳香疗法等，都可以帮助去应对这种疾病。

信任别人

HIV感染者/艾滋病患者面临的一个重要问题就是他们应该告诉谁、何时说以及如何去说。这个问题很重要，因为一个人要是

▼ 有些HIV感染者/艾滋病患者发现一些辅助疗法（如芳香疗法）很有帮助。

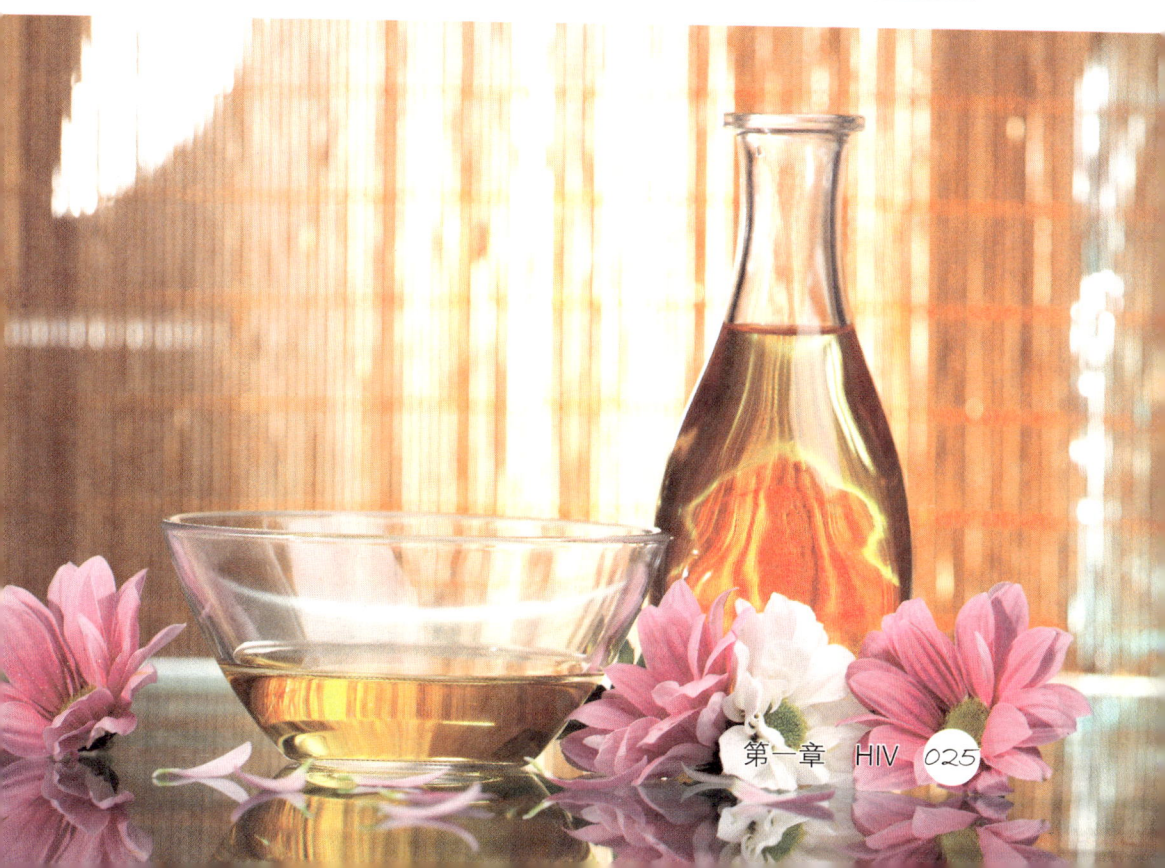

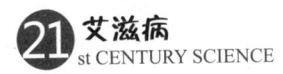

不再去上班、不再去学校，这需要一个过程。在许多国家，残疾人，包括HIV感染者/艾滋病患者，只要仍然能够完成自己的主要工作，他们就会受到保护，免受就业歧视。但是即便如此，他们还是会遭遇人们的偏见和受到排斥。有人担心会被感染，这是因为他们并不了解HIV传播的方式，或者有人会认为HIV感染者/艾滋病患者是通过同性性交或是吸毒传染上了HIV，因而对他们有偏见。但是HIV感染者/艾滋病患者却很难开口，去告诉父母、孩子与其他亲属自己感染了HIV。

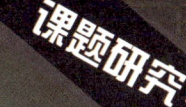

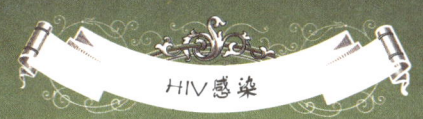

研究内容：医生希望知道为什么有人能避免感染HIV，即使他们一直在接触这种病毒。

研究团队：来自纽约的艾伦·戴蒙德艾滋病研究中心的比尔·帕克斯顿博士和黄耀兴博士，以及国家卫生研究院的史蒂夫·O.布赖恩博士。

研究过程：团队发现，HIV在试管里和抗药个体的CD4细胞混合后，没有感染发生。DNA被分析后在趋化因子CCR5中表现出突变，CCR5是近期发现的CD4分子中的"第二个受体"。那些有抗药性的DNA在CD4细胞的表面没有CCR5。进一步的DNA测试预计在北欧大约1%的人遗传了两个突变的CCR5基因，一个来自他们的父亲，一个来自他们的母亲。这些基因应该可以抵抗HIV的感染。

研究结论：如果CD4是HIV的突破口，那么CCR5就是落脚点。没有CCR5，HIV就不能进入到宿主细胞中，人类就不会被感染。

第二章 全球流行病

一种新的疾病在冲击着世界

科学家认为艾滋病于20世纪70年代或更早的时候开始出现,但直到20世纪80年代他们才认识到出现了新的疾病。第一个被报道的案例在美国,然后是欧洲和非洲。到1986年年底,世界各地已有将近4万例已知的案例。

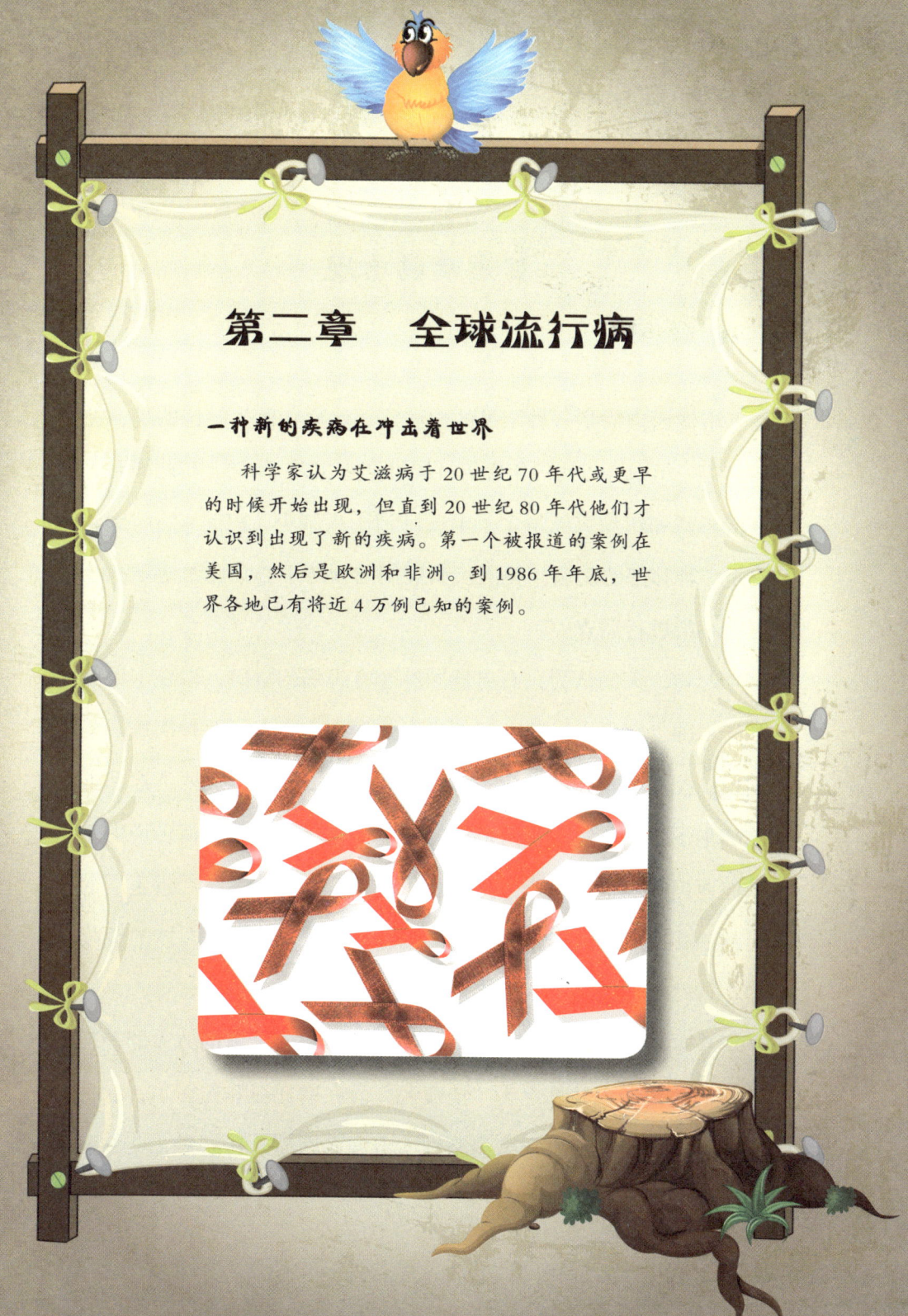

艾滋病的出现

卡波西肉瘤是一种罕见的皮肤癌,然而让医生吃惊的是,在1981年一年中,纽约的年轻男性同性恋中出现了8例。与此同时,在洛杉矶和纽约突然增多了卡氏肺孢子虫肺炎(PCP)的病例,它是一种肺部的疾病。美国疾病控制与预防中心为此组建了一个工作小组进行调查。

起初,人们认为只有男性同性恋有患病的危险,但在卡氏肺孢子虫肺炎案例中发现英国的吸毒人群中也出现了此种疾病。美国疾病控制与预防中心认为一些潜在疾病引发了卡波西肉瘤和卡氏肺孢子虫肺炎,但是他们不知道它是什么或它是如何传染的。卡波西肉瘤和卡氏肺孢子虫肺炎只会出现在免疫系统严重虚弱的时候,因此它看起来好像是一种新的疾病,削弱了人体的免疫力。1982年8月,医生开始把这种疾病称为艾滋病。

在这段时间里,乌干达的医生发现了一些全新的致命的消耗性疾病的案例,并称之为"消瘦病"。在赞比亚和扎伊尔,有报告指出出现了一种更富有侵略性的卡波西肉瘤。1983年,艾滋病

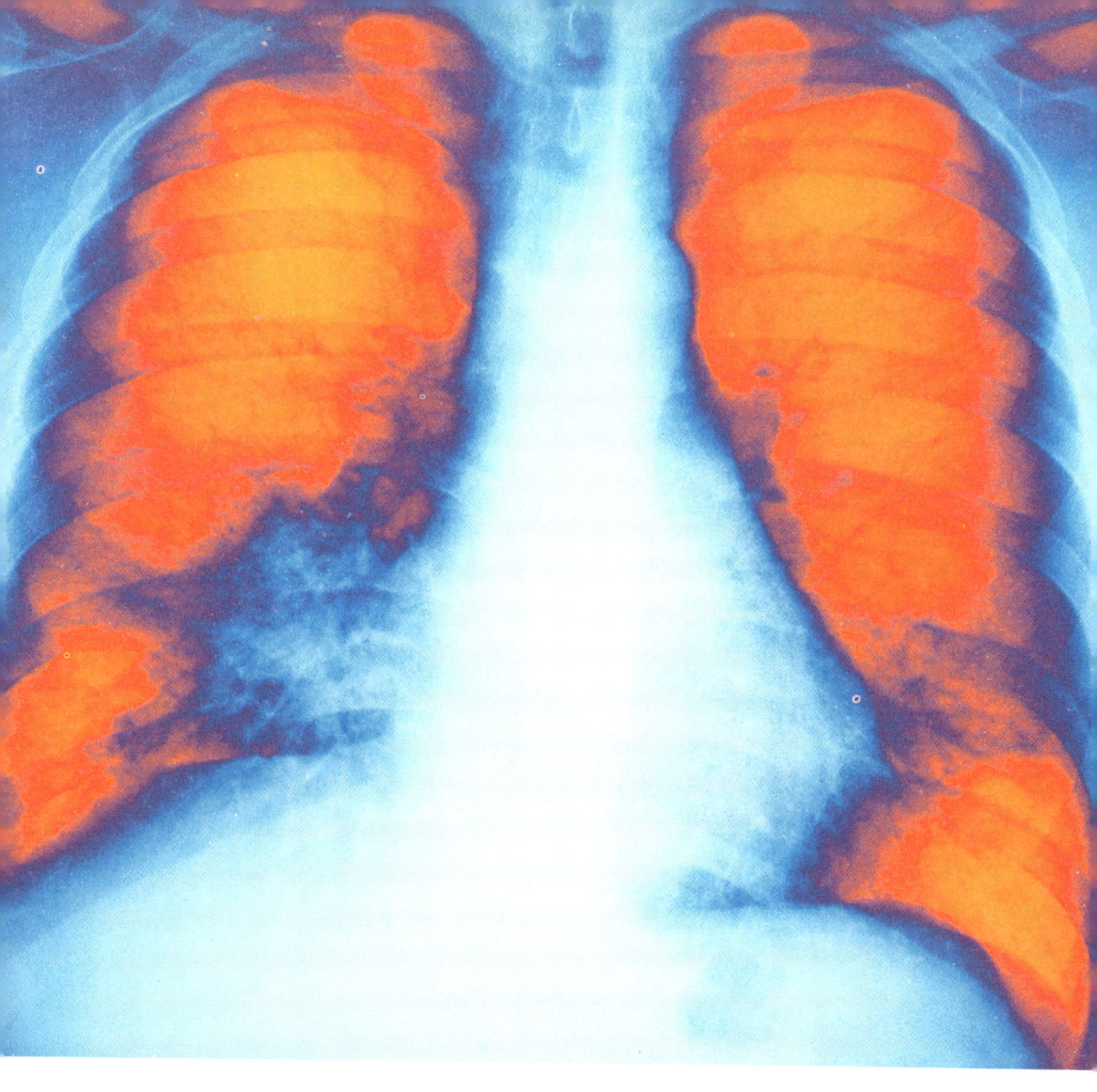

▲ 这张彩色的X光展现了一个病人的肺部患有晚期的卡波西肉瘤。这种疾病开始在皮肤上发生病变,可能会扩散到其他的内部器官。

明显地成了全球性疾病,出现在美国、加拿大、海地、扎伊尔、澳大利亚和日本以及15个欧洲国家和7个拉丁美洲国家。

21 艾滋病
st CENTURY SCIENCE

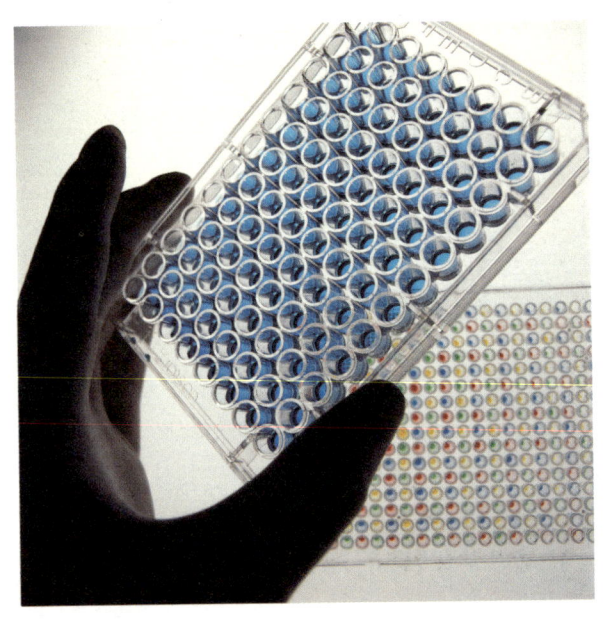

▲ 这些试样管被用于酶联免疫吸附剂测定（ELISA），是用来检查对致病微生物作出反应的蛋白质的出现。

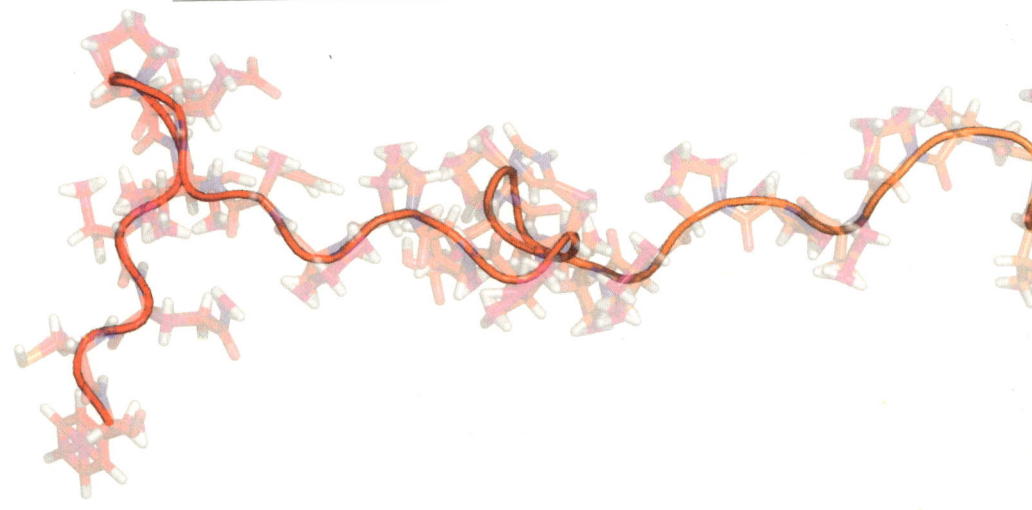

HIV的发现

探查导致HIV产生的原因的研究立即展开了。在很短的时间内，法国和美国的科学家声称在艾滋病患者的血液中分离出一种新的逆转录酶病毒，这意味着可以做一个关于感染的测验。研究者也希望他们能很快研发一些药物和一种疫苗去抵抗艾滋病。

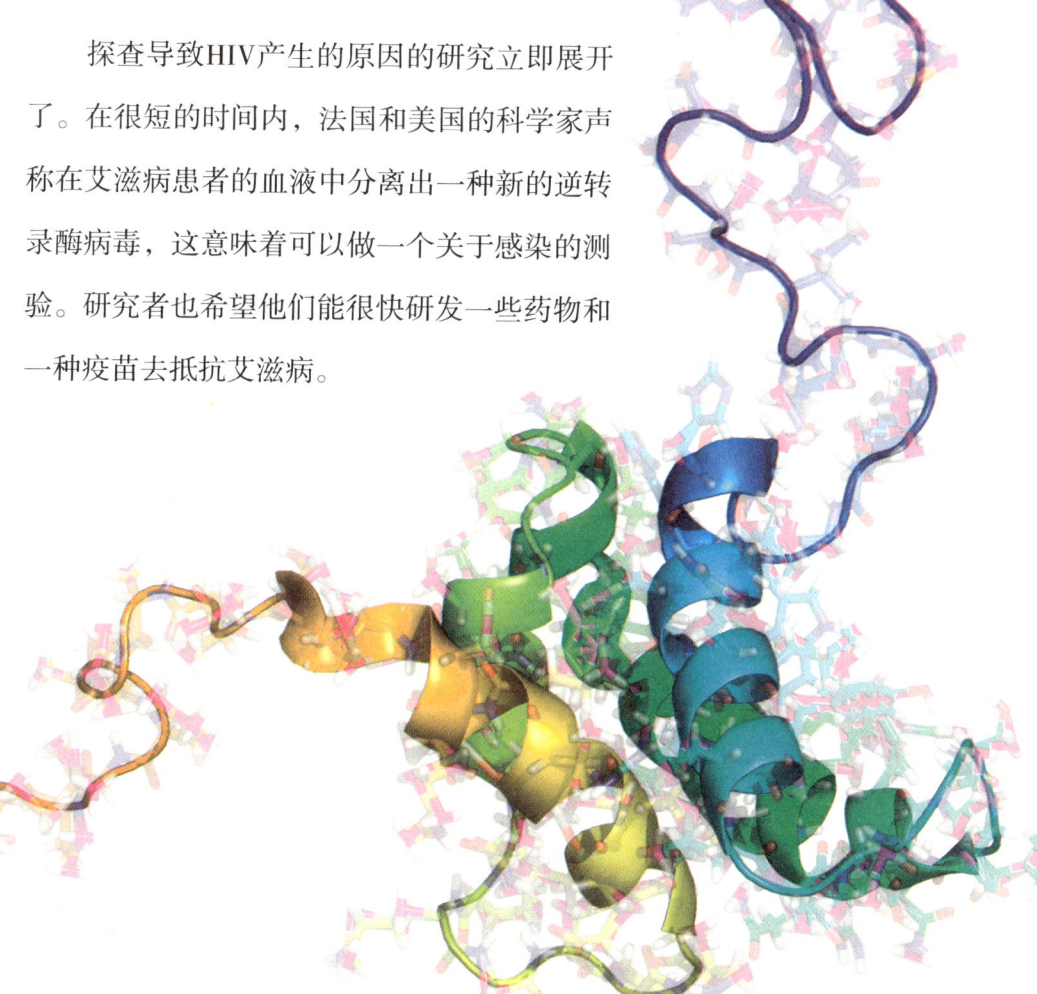

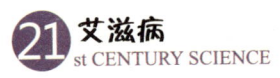

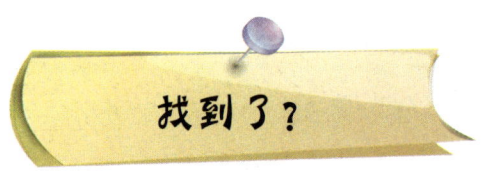

1983年5月，病毒学家吕克·蒙塔尼耶在巴黎的巴斯德研究所宣布了LAV（人类免疫缺陷病毒）的发现。科学家把病毒的样本寄到了美国疾病控制与预防中心，进行进一步的研究。一年后，美国疾病控制与预防中心的科学家罗伯特·加洛宣称他发现了一种病毒HTLV-ⅲ，科学家认为它可以导致艾滋病。HTLV是指人体T细胞白血病病毒——与导致癌症的病毒属于一个家族。加洛的团队在超过50个艾滋病患者的CD4细胞中发现了HTLV-ⅲ，也在很容易患艾滋病的一些健康个体中发现了HTLV-ⅲ。

加洛的团队在健康的个体中发现了对抗这种病毒的抗体，但这些健康的个体很容易患艾滋病。他们还在被感染的人的血液里发现了可以对抗这种病毒的抗体，于是他们发明了一种使这种病毒在细胞内生长的方法，以继续做进一步的实验。此时出现了一些争议，是否加洛的HTLV-ⅲ是来自蒙塔尼耶寄到美国的LAV样本。究竟是谁第一个发现了被称为HIV的病毒？后来，法国和美国的团队一致同意LAV和HTLV-ⅲ是同一种病毒。

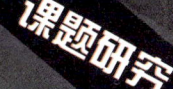

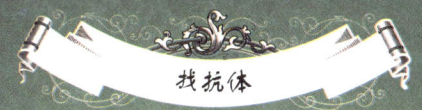

研究内容：科学家旨在展示HIV的血液测试能够探测到很多血液样本中存在的HIV。

研究团队：来自纽约国家癌症研究所的罗伯特·加洛和他的团队，以及其他美国中心的科学家。

研究过程：科学家用一个称为酶联免疫吸附剂测定的测试方法，在血液样本里寻找HIV抗体。如果抗体存在，会出现彩色的信号。这个测试是半自动化的，由机器完成分配样本和在试剂中混合样本的大部分工作。在这个调查中，一共有1236个血液样本在1984年4月到9月间被分析。在一个由297位自愿献血者组成的小组中，只有1%的测试HIV是阳性的。在另一个由88位艾滋病患者组成的小组中，有72位是阳性的。除了患有艾滋病的患者，像肝炎和白血病，在HIV抗体测试中的结果都是阴性。所有的测试结果都经过二次测试得到了证明。

研究结论：HIV抗体的酶联免疫吸附剂测定现在成为全世界HIV诊断的主要依据。一个阳性的结果通常被近期HIV的测试而证实。

日益蔓延的流行病

我们对HIV/艾滋病的深入了解比较慢，现在我们只是了解了这种疾病是如何传染、如何采取预防措施，以及如何使用一些有效的药物去控制HIV感染，但是还没有研制出疫苗。这意味着这种疾病的发展仍超过了我们的科学家、政府和公众所做的一切战胜它的努力。没有人能在开始时去预测，但是今天已经变得很明显，HIV有能力改变人类历史的进程。

加速

1985年年底，当第一个HIV的测试出现后，全世界有将近2万艾滋病的案例被确定，其中1.6万例来自美国，只有275例在英国。那时候被感染的人数不止这些，因为测试不是很广泛。世界卫生组织开始收集数据，该机构的科学家说："在1986年年底，

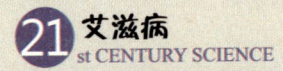

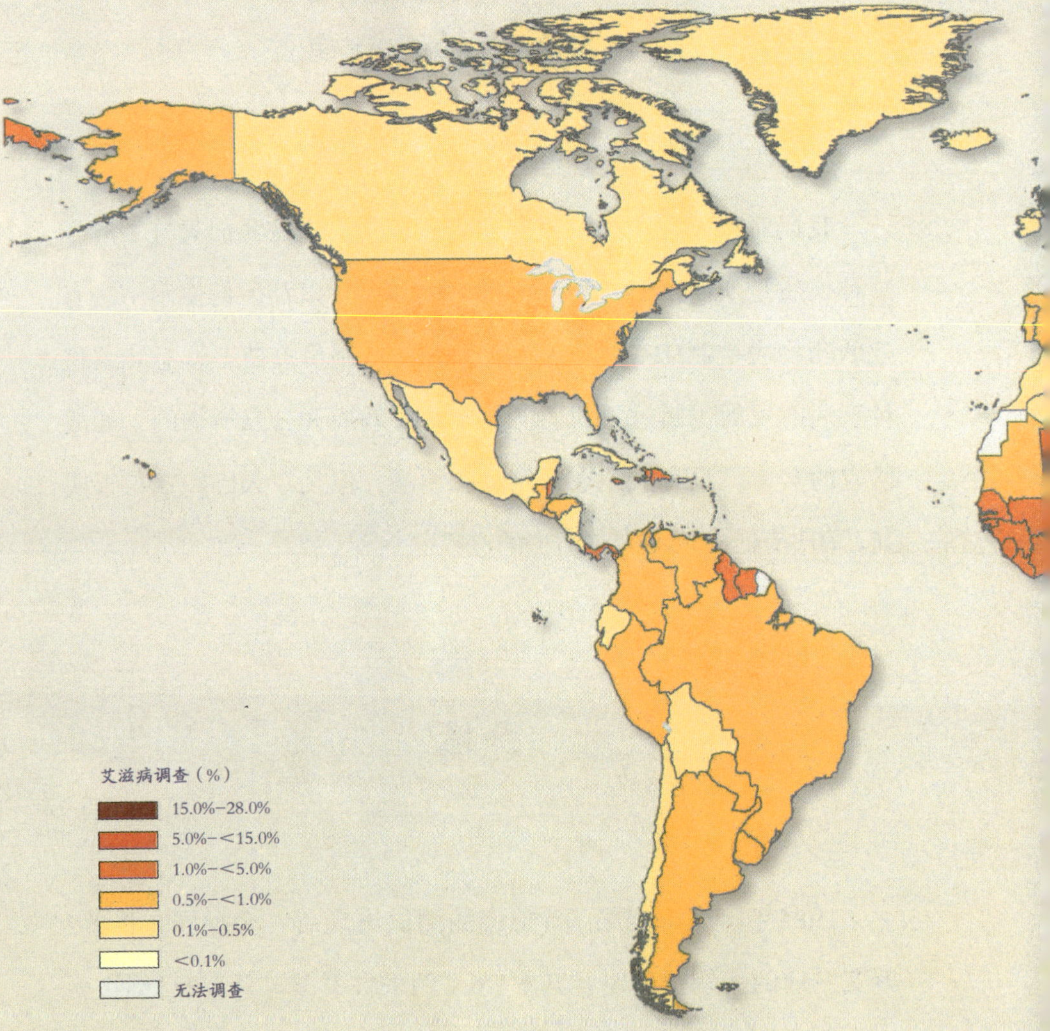

艾滋病调查（%）
- 15.0%–28.0%
- 5.0%–<15.0%
- 1.0%–<5.0%
- 0.5%–<1.0%
- 0.1%–0.5%
- <0.1%
- 无法调查

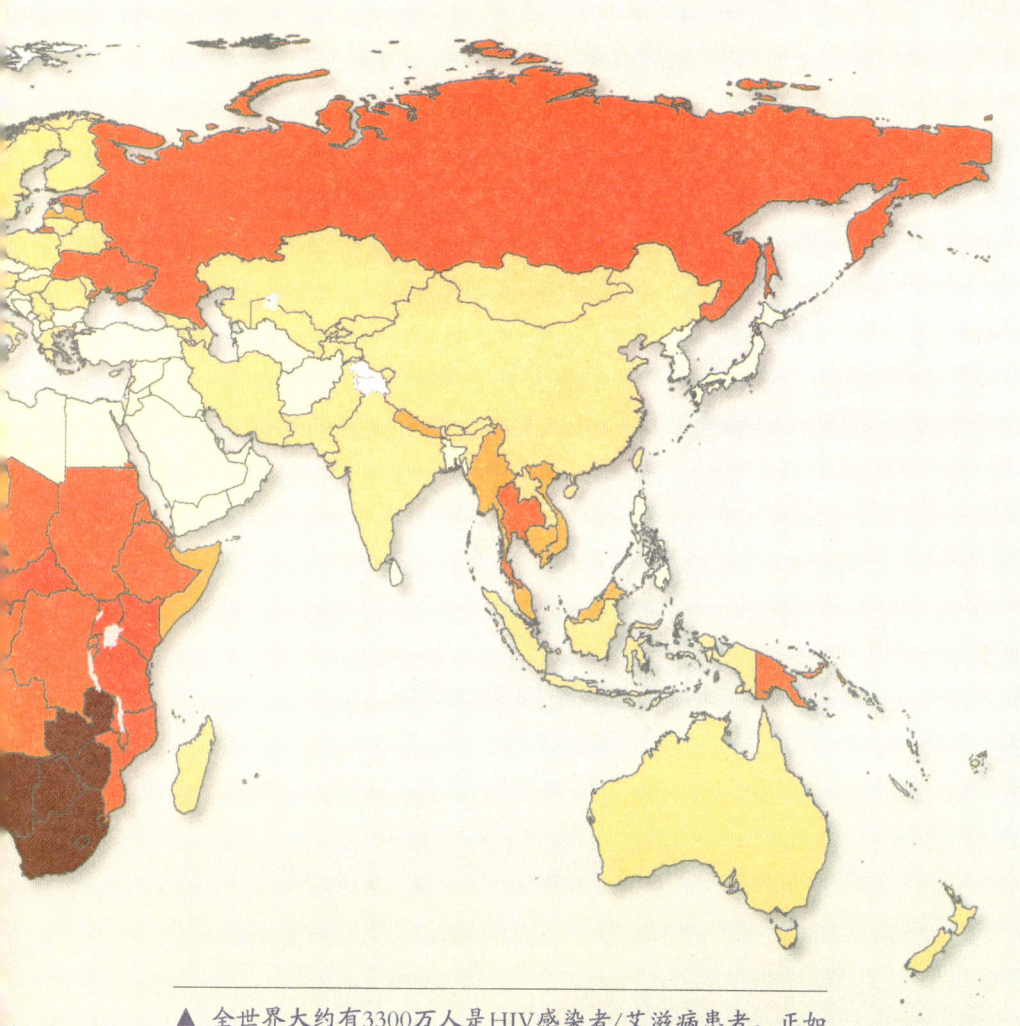

▲ 全世界大约有3300万人是HIV感染者/艾滋病患者。正如2008年的地图所示，一些国家的发病率要远远高于其他国家（总体案例）。

第二章 全球流行病

相信全世界会有多达1000万的人口是HIV阳性。到1990年，全世界将会有30.7万艾滋病患者记录在案，到1991年年底，会增长到50万。"1995年年底，共有艾滋病案例120万例，当时专家预测到2000年将会有4000万人感染HIV，那一年实际有3430万人感染了HIV。

HIV/艾滋病的蔓延在过去的一年左右缓慢下来。到2011年，全球约有3400万HIV感染者/艾滋病患者，其中包括200万儿童。联合国艾滋病规划署警告说，目前看不到战胜艾滋病的希望——每年仍有200万人死于艾滋病。

找到一种治疗的方法

抗生素，如盘尼西林和红霉素，已经证明了它们在对抗细菌感染方面的价值。病毒感染却已经被证实难以用药物治疗，尽管我们知道疫苗可以有效地对抗感染，如麻疹、脊髓灰质炎，甚至是从这个星球上根除了的天花。因此，研究者必须寻找药物和疫苗去对抗HIV。

课题研究：

HIV来自哪里？

研究内容：通过努力工作，科学家确定了HIV的"祖先"是住在非洲喀麦隆南部的野生黑猩猩。

研究团队：英国诺丁汉大学的保罗·夏普，以及他在喀麦隆和美国伯明翰阿拉巴大学的同事。

研究过程：来自黑猩猩的病毒叫猴免疫缺陷病毒，它被认为是HIV的来源，这是在被抓来的黑猩猩身上发现的。2006

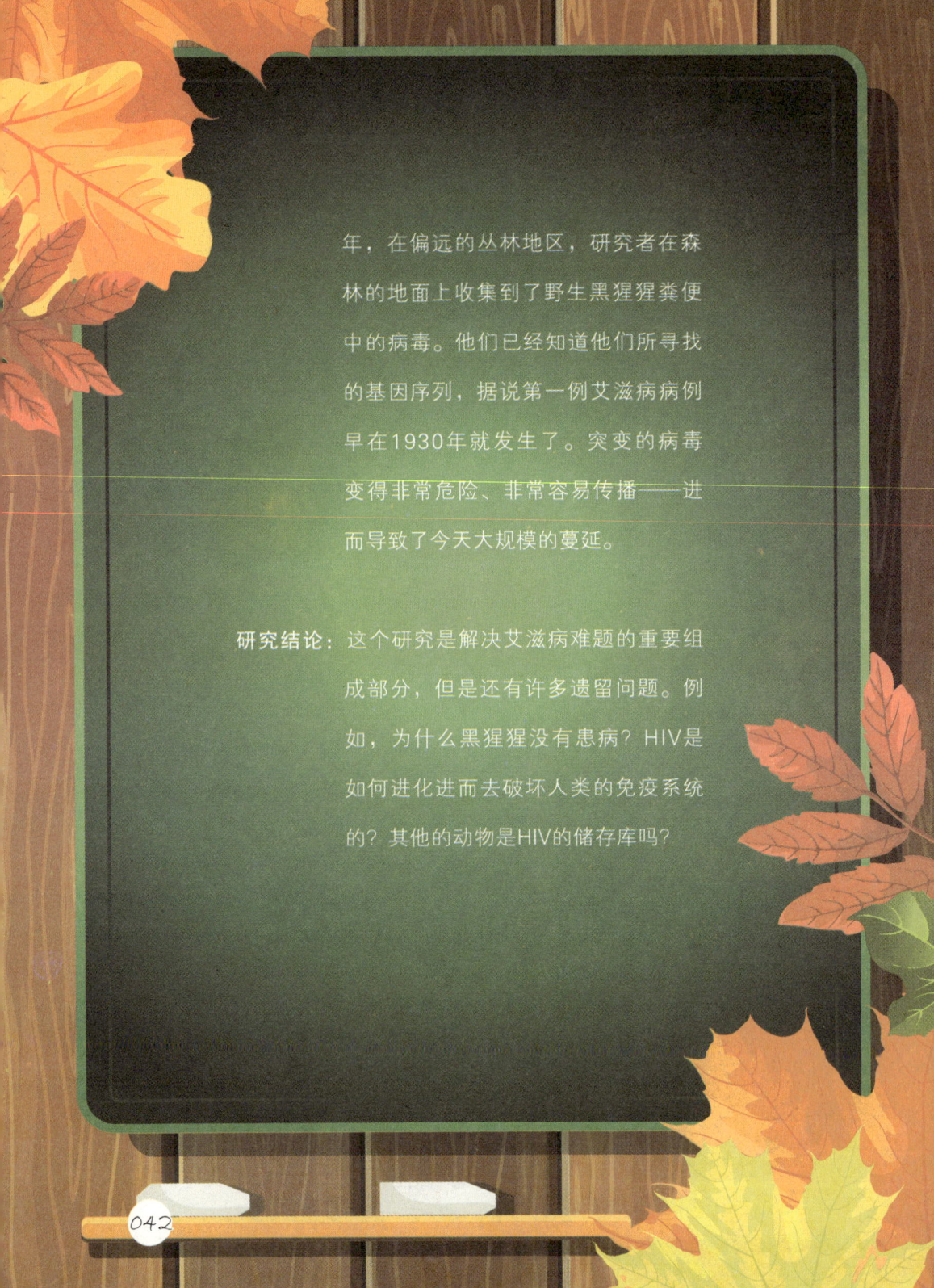

年，在偏远的丛林地区，研究者在森林的地面上收集到了野生黑猩猩粪便中的病毒。他们已经知道他们所寻找的基因序列，据说第一例艾滋病病例早在1930年就发生了。突变的病毒变得非常危险、非常容易传播——进而导致了今天大规模的蔓延。

研究结论：这个研究是解决艾滋病难题的重要组成部分，但是还有许多遗留问题。例如，为什么黑猩猩没有患病？HIV是如何进化进而去破坏人类的免疫系统的？其他的动物是HIV的储存库吗？

艾滋病防护药（AZT）和艾滋病

艾滋病防护药（之后被称为齐多夫定）作为一种抗癌药物在1964年制成。美国国家癌症研究所的科学家开始考虑使用它作为治疗艾滋病的可能性。令人鼓舞的事实是，它在试管中起到了作用，科学家继续在病患中进行测试。经过试验，艾滋病防护药成了第一种获准治疗艾滋病的药物。它没有破坏HIV，但是可以约束HIV。1989年，研究者发现在一些HIV阳性但没有任何症状的人身上，艾滋病防护药的治疗减缓了艾滋病的发展。然而，艾滋病防护药并不是一种理想的药物——它有许多副作用，包括会造成贫血。

◀ 这些是艾滋病防护药的晶体。

第二章　全球流行病

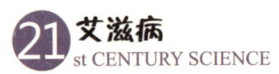

复方抗菌药（合成制剂）

1989年，研究人员发现了双脱氧肌苷，紧随其后是相关药物双脱氧胞苷。双脱氧肌苷和双脱氧胞苷混合在一起，被证明比单独使用更有疗效，这是今天用联合治疗方法预防和治疗艾滋病的开始。艾滋病防护药也可以降低从母亲传染给孩子的危险。不幸的是，几年前很明显的HIV的突变开始抵抗进行治疗的药物。今天，科学家正在从事于创造出一些新的药物去克服这个问题。

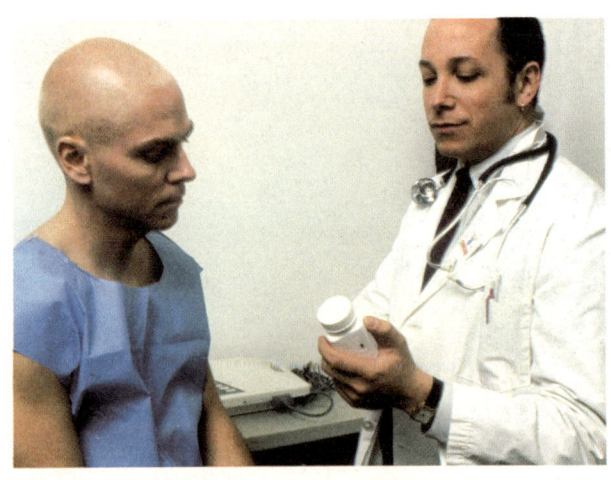

◀ 一名医生正在给一位HIV阳性的病人讲解如何使用艾滋病防护药。

课题研究：

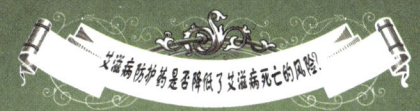
艾滋病防护药是否降低了艾滋病死亡的风险？

研究内容：最初的试验表明艾滋病防护药的使用是安全的，并可以增加CD4指数。这为一个更大的调查做好了准备，即去找出艾滋病防护药是否可以阻止人们死于艾滋病。

研究团队：来自美国国家癌症研究所的研究小组，以及一些发明艾滋病防护药的研究者——他们来自美国北卡罗来纳州的宝来惠康基金会。

研究过程：研究者每隔4个小时给145名艾滋病患者服用艾滋病防护药药片，时间长达24周。其他137名艾滋病患者收到了一种无效果的"假"药片，称为安慰剂。这个试验暂时是秘密进行的——这意味着进行时没有人（研究者、医生、护士、患者）知道是谁服用艾滋病防护药，是谁服用安慰剂，直到试验结束。

研究结论：几个月过后，非常明显的是，服用艾滋病防护药有一些效果。在服用艾滋病防护药的小组中只有1个人死亡，而在服用安慰剂的小组中有19个人死亡。这个试验提前结束是因为之前没有考虑到道德因素，从而损害了安慰剂小组的患者的利益。基于这次试验，经美国食品药品监督管理局的批准，艾滋病防护药成了首批用来减缓艾滋病患者病情发展的进度的药物。

第三章 艾滋病孤儿

非洲的艾滋病

感染 HIV 的人的数目在非洲各国大不相同。在索马里和冈比亚,小于 2% 的人口被感染;在南非和赞比亚,有将近 20% 的人口被感染。艾滋病在非洲比其他疾病(如疣状皮肤结核和疟疾)复杂。在非洲一共有两种 HIV,HIV-1 与在美国和欧洲发现的 HIV 一样,HIV-2 主要在西非,幸运的是,HIV-2 不容易传染。

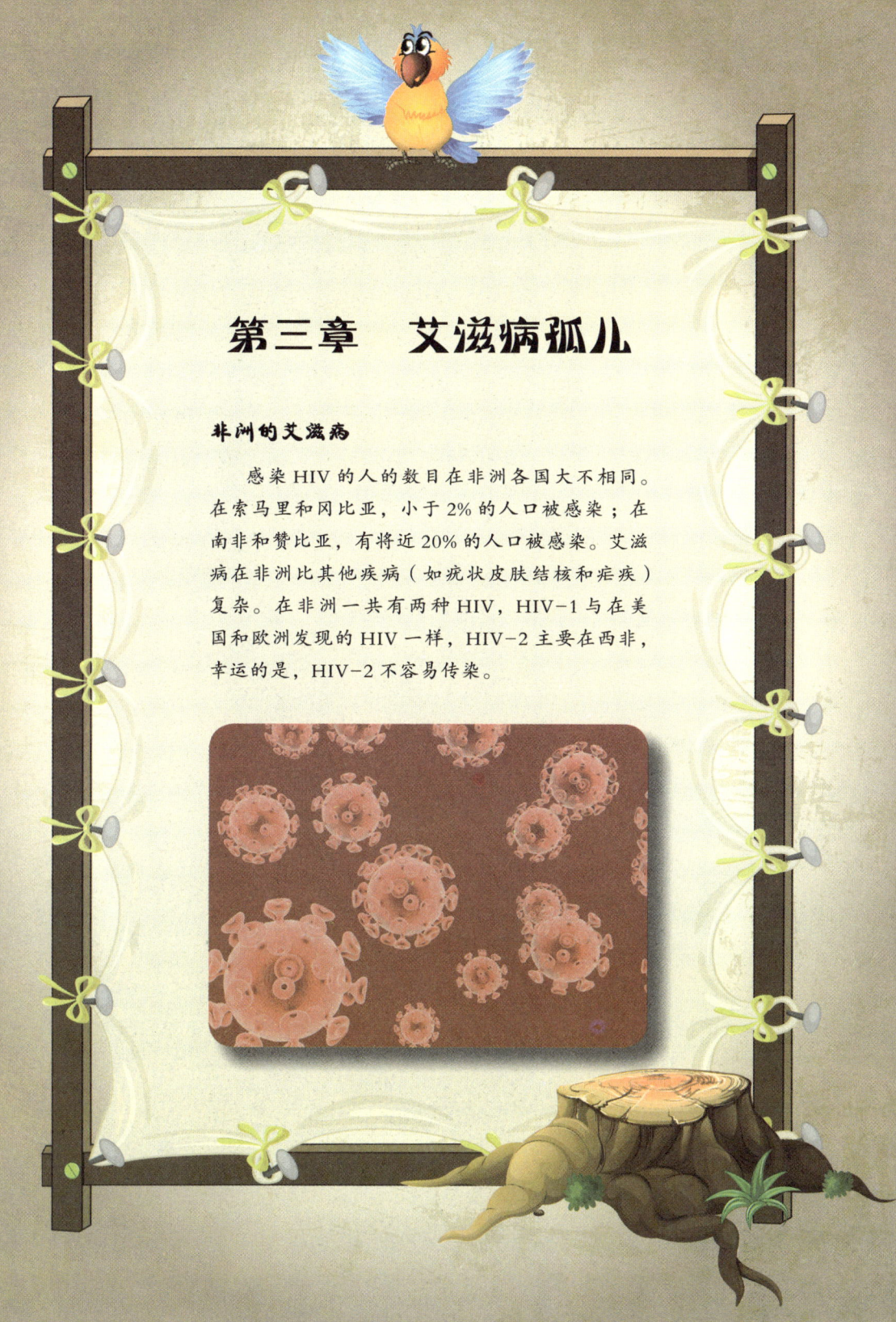

21 艾滋病
st CENTURY SCIENCE

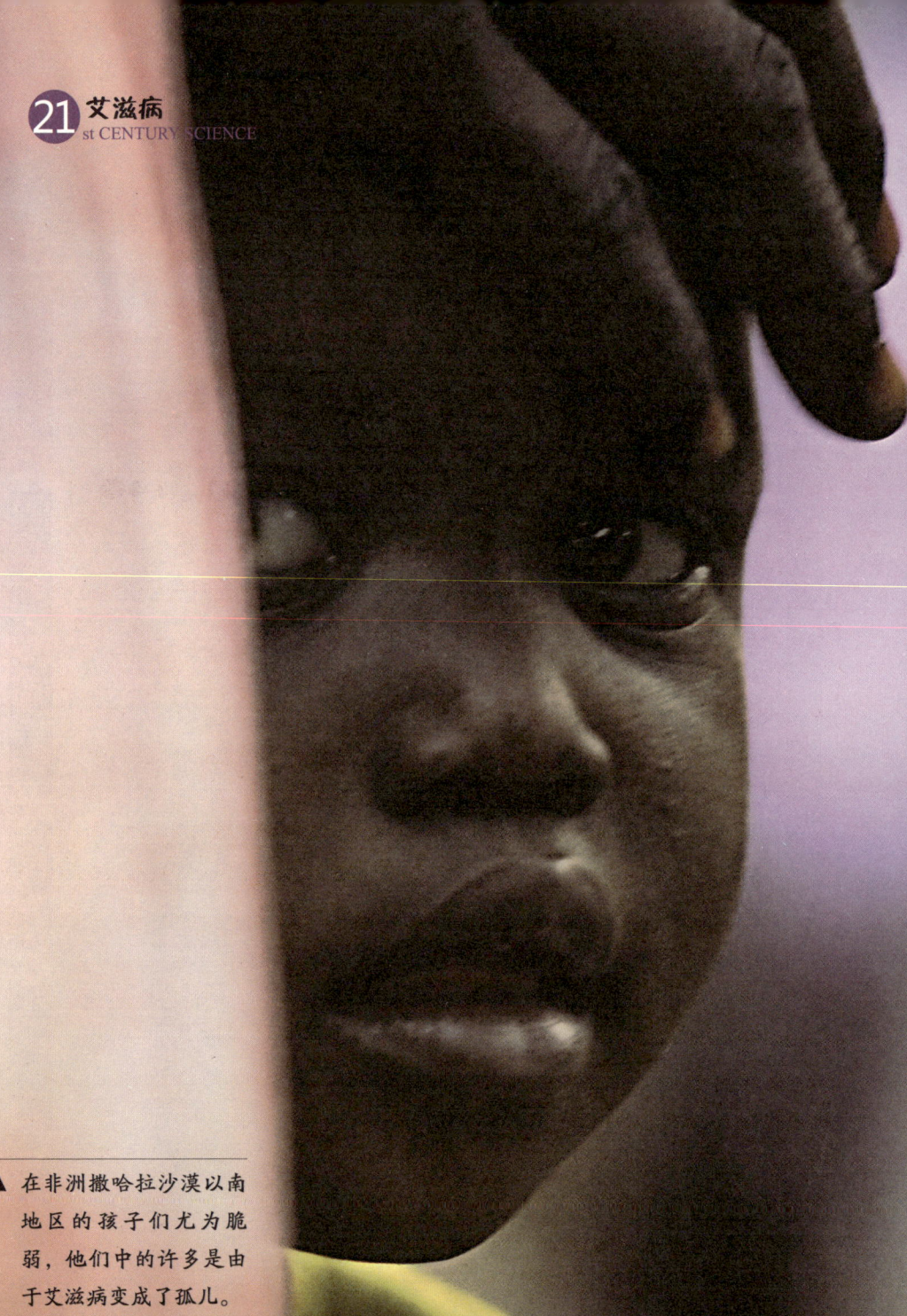

▲ 在非洲撒哈拉沙漠以南地区的孩子们尤为脆弱，他们中的许多是由于艾滋病变成了孤儿。

脆弱的非洲

在非洲，比起同性者（男性/男性或者女性/女性），HIV更多的可能是通过异性（男性/女性）传播。由于血液供给也没有像欧洲和美国那样安全，HIV可能会通过输血传播。母亲把HIV传染给孩子的几率也非常高，她们可能不知道自己是HIV阳性，因为她们没有做过测试，或者因为很难获得可以抵抗HIV的药物。

从HIV感染发展成艾滋病所需要的时间在所有国家都是相同的。但是传染性的疾病在非洲很常见，因而感染的人可能很快就生病了。贫困和营养不良让非洲人更难对抗这些疾病。结核病是最常见的机遇性感染，常常会影响到那些在非洲的HIV感染者。因为它具有高度的传染性，所以其他的人也面临着危险。感染疟疾的儿童面临着被感染HIV的危险，因为贫血，所以他们要接受输血。疟疾降低了血液中的红细胞含量，所以人们会变得虚弱，产生贫血的现象。艾滋病在非洲经常被称为"消瘦病"，因为病人看起来日益消瘦。

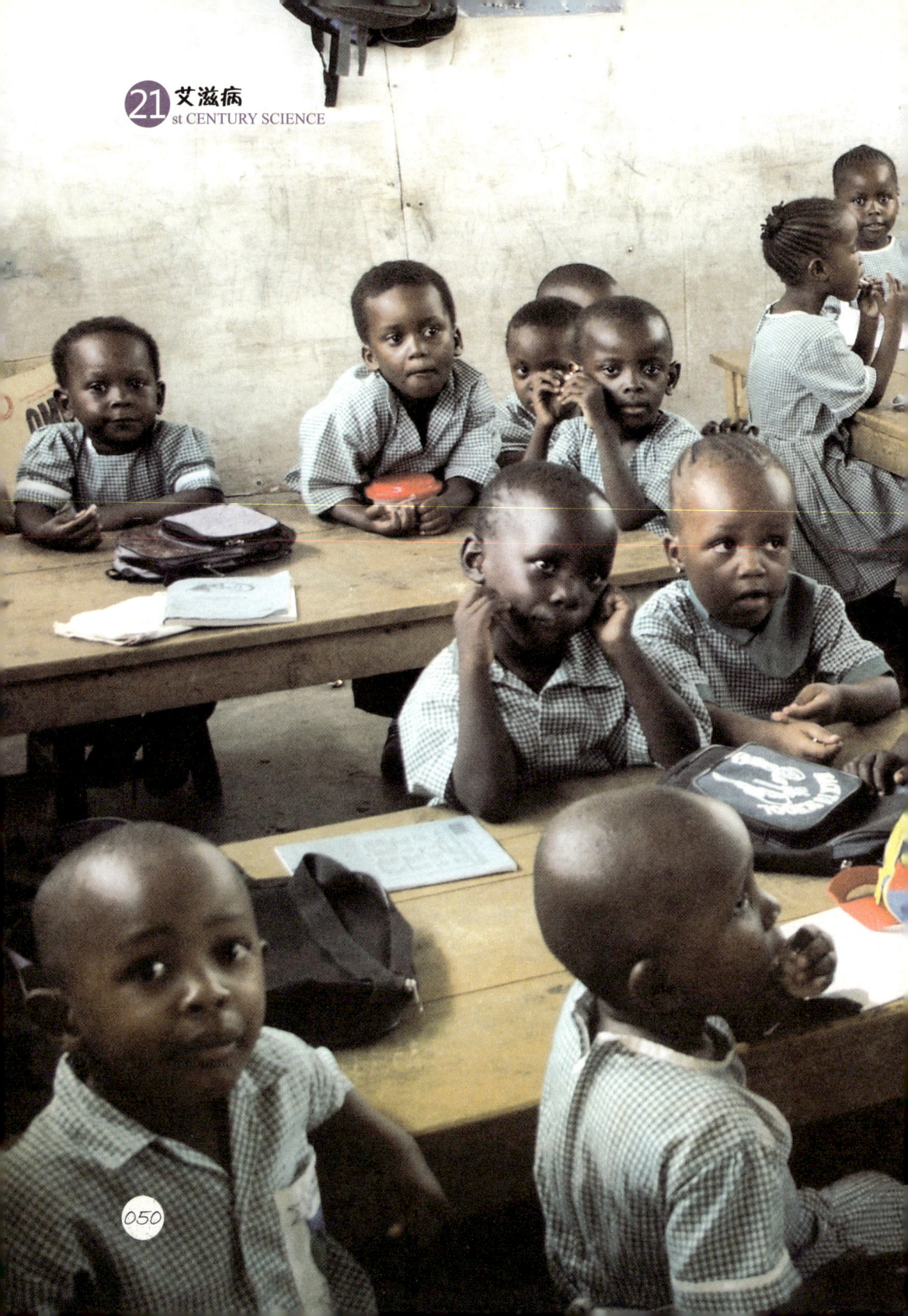

▼ 失去父母的孩子一般都在孤儿院。如果其中一个孤儿是HIV阳性或他/她的父母死于艾滋病，那么他/她会经常受到歧视，可能也不允许去上学。他们被孤立在社会之外。

非洲的HIV与儿童

2007年年底，全世界有200万儿童是HIV感染者，超过90%都来自非洲，他们大部分是在出生的时候由母亲传染的。同年，全世界超过1500万孩子（1140万在非洲撒哈拉沙漠以南地区）还没有到18岁其父母一方或双方就因艾滋病而去世了。

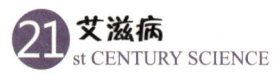

艾滋病与儿童

在南非，140万儿童已经因为艾滋病至少失去了一位家长，在尼日利亚、津巴布韦、乌干达和坦桑尼亚这几个国家，大概有100万左右。在这些孩子中，15%的儿童不到4岁，35%在5—9岁之间，50%在10—15岁之间。对这些孩子来说，由于艾滋病失去父母的痛苦在其父母死前很久就已经产生了。他们被忽视是因为父母不能够按照他们所希望的方式去照顾自己。孩子不仅缺少食物和其他用钱能买到的东西，而且还得不到正常的疼爱和关心，这是他们所期盼可以从父母那里得到的。他们最终可能要去照顾生病的父母，这意味着他们错过了上学的机会。如果一位家长是HIV阳性，那么另外一位也经常会是HIV阳性，所以可能不止一位病人需要照顾。教育至关重要，它可以帮助孩子去应对已经被艾滋病破坏的生活。

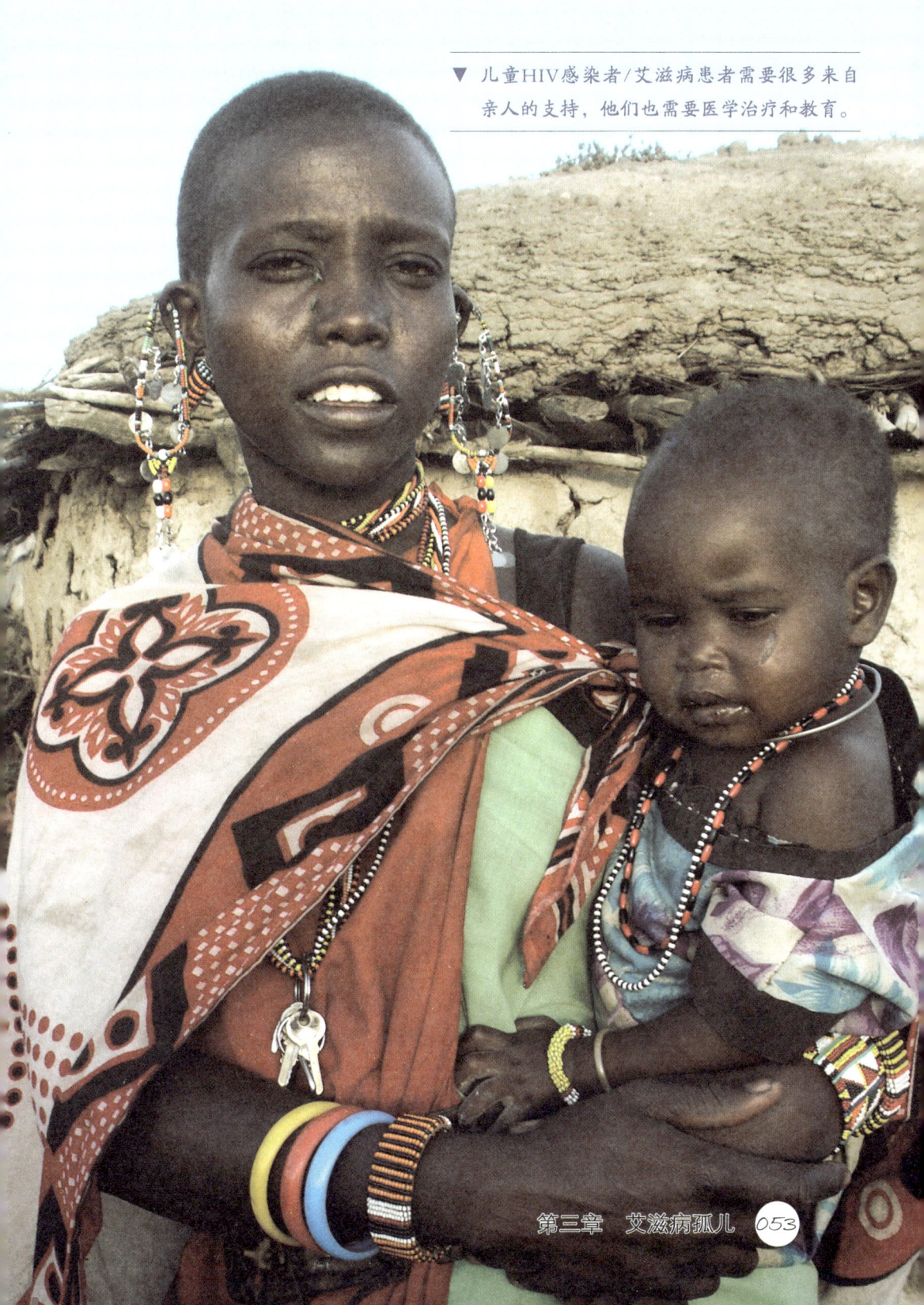

▼ 儿童HIV感染者/艾滋病患者需要很多来自亲人的支持,他们也需要医学治疗和教育。

第三章 艾滋病孤儿

艾滋病

科学生涯

勒费斯·库普博士是卡图图拉公立医院抗逆转录病毒疗法诊所的首席医生,他来自非洲纳米比亚的首都温得和克。

一日掠影……

勒费斯·库普博士的团队在2003年第一次提供治疗,他们每个月使用抗逆转录病毒疗法给80—120位新病患进行治疗。他们现在在诊所定期照顾5000名成人和1100名儿童。诊所的护士会到卡图图拉的学校去宣讲,并教育人们了解HIV,告诉他们可以去诊所做测试。除了抗逆转录病毒疗法,诊所的医生和护士也会做一些宫颈涂片、计划生育、肺结核的检测和咨询方面的工作。他们试图帮助一些有困难的患者，如食品保障——保证人们没有生活在饥饿中或者担心饥饿。这是一种忙碌的生活，特别是因为诊所十分缺乏医生和护士。

斯人斯语……

"我很感激我们能开始这一规划，而且能以世界卫生组织准则作为起始的基础。依照准则开展工作，我们能够帮助患者，并给予他们高质量的医疗服务。我们的座右铭是：'我们的信念是卓越，我们的骄傲是看到病人脸上的笑容。'"

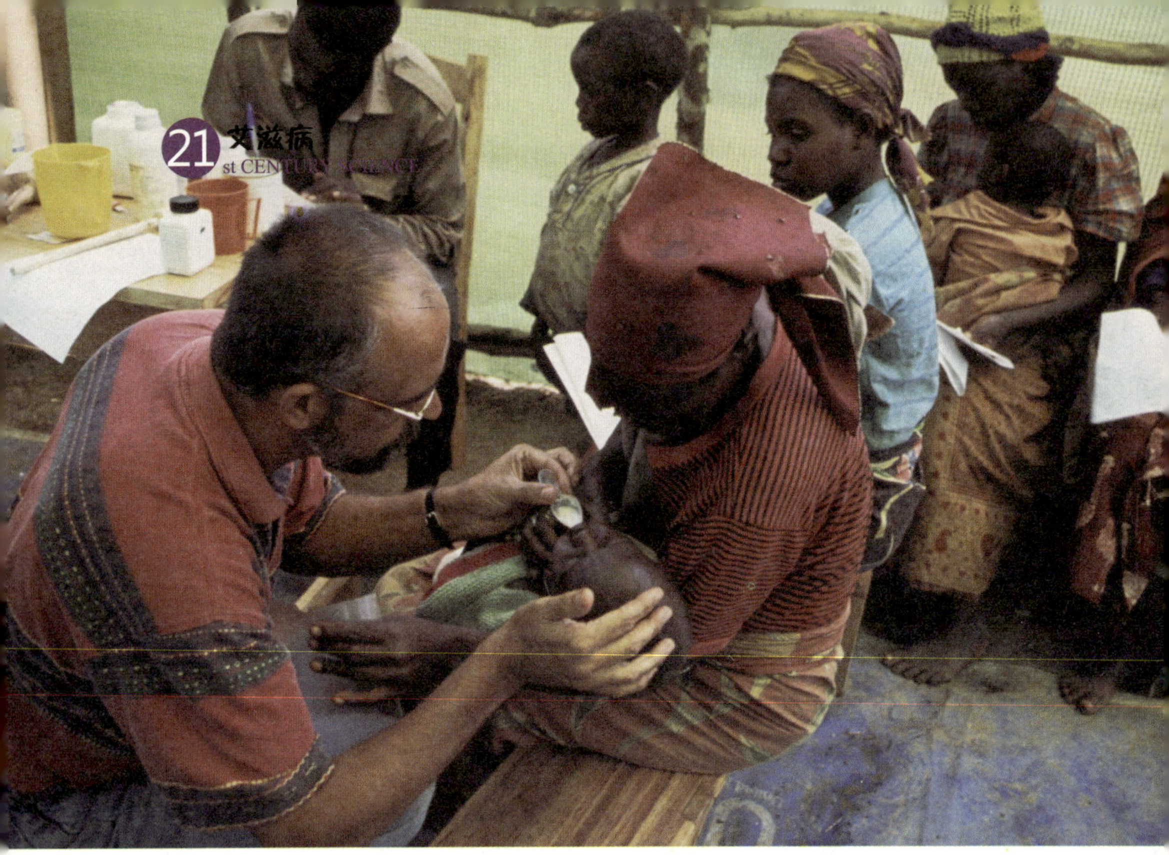

21 艾滋病
st CENTURY PLAGUE

▲ 照顾受艾滋病影响的家庭是新的使命，工作人员有时候会应付不过来的，所以需要在非洲建立医疗保健诊所。

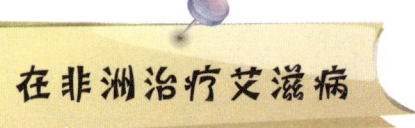

在非洲治疗艾滋病

我们必须完成某些事情去控制HIV。目前最佳的方法就是防止出现更多HIV感染者/艾滋病患者，这就意味着需要让人们知道它是如何传染的。首先，在性交的过程中，避孕套可以提供一个

056

屏障，防止HIV从一个人身上转移到另一个人身上。第二，必须让已经感染HIV的人有渠道去做测试、接受治疗和获得支持，如果罹患艾滋病，他们需要医疗保健。除了对艾滋病患者提供支持和照顾，还要去帮助他们的家庭和整个社区。

这些策略需要大量的资金，要创造一个真正的奇迹，每年需要有100亿美元提供给非洲那些受HIV/艾滋病影响最大的国家。

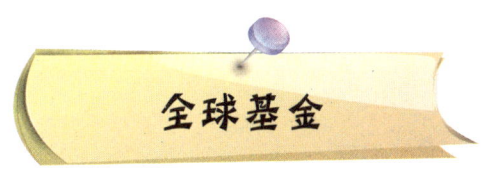

全球基金

2001年，联合国秘书长科菲·安南宣布成立全球基金，以对抗艾滋病、肺结核和疟疾。世界上的任何组织和个人——政府、慈善团体和普通人——都可以作出贡献。迄今为止，大约有50个国家参与进来，其中很多都是富裕国家，而且还有一些来自非洲受HIV/艾滋病影响很大的国家。目前，超过了150亿美元已获批准，但事实上只有不到一半的资金到达了那些有需要的人手里。基金的分配如此缓慢的确是一个很现实的问题。

基金会为艾滋病孤儿提供了关心和支持，让那些有需要的人

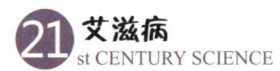

获得一些药物,并对非洲的许多当地人进行培训,让他们学会如何照顾HIV感染者/艾滋病患者。

美国提供了大约1/3的全球基金,并且还有自己的基金,称为总统防治艾滋病紧急救援计划。它被认为可以更快地提供资金,但对接受帮助的人的要求比较严格。

▼ 这些示威游行,像2003年在美国的华盛顿举行的游行一样,旨在鼓励大家提供经济支持。

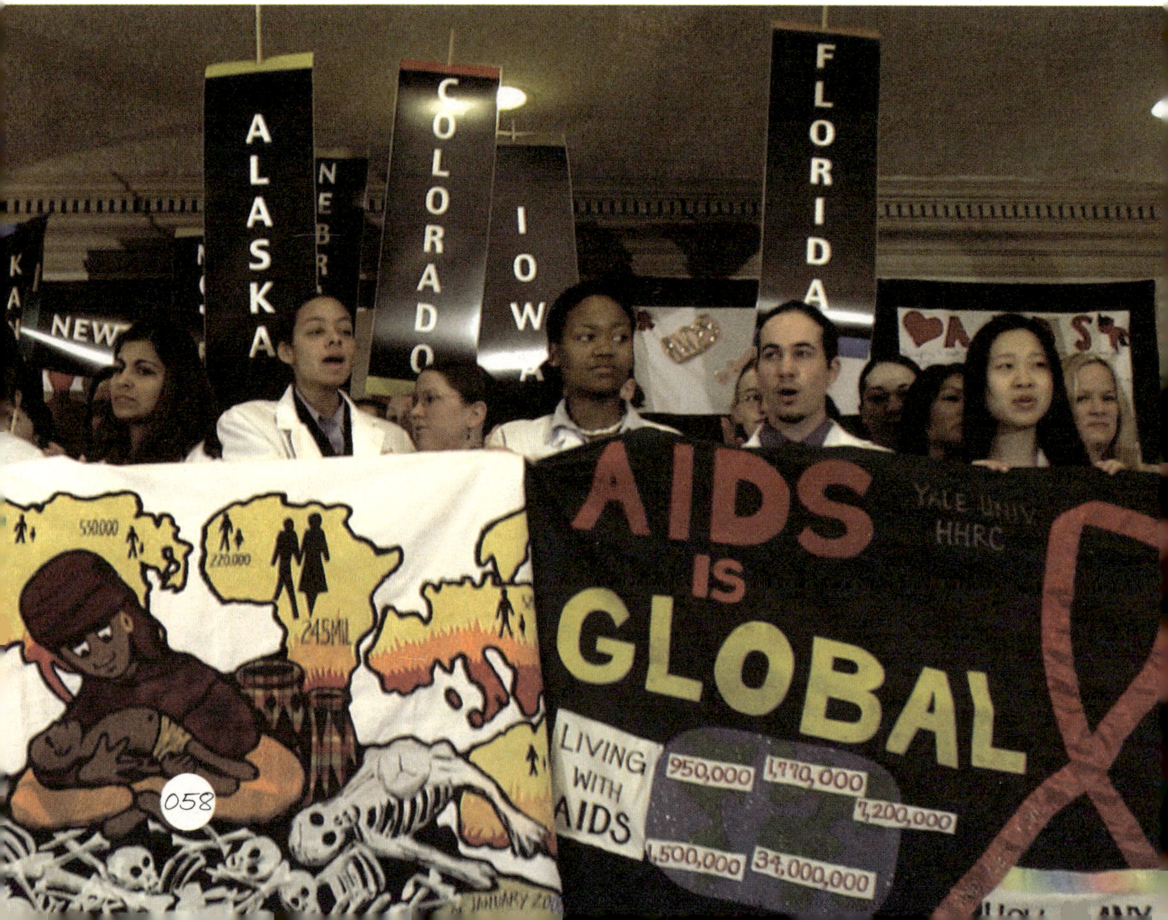

课题研究:

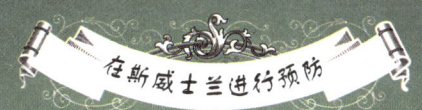
在斯威士兰进行预防

研究内容:在非洲斯威士兰,将近40%的人口是HIV阳性。婴儿的死亡率非常高,在1000个新生儿中会有91个夭折,其中一半是死于艾滋病。关于预防的有些工作必须完成。

工作团队:塔巴斯、西曼戈和辛迪是"同伴教育者",他们是斯威士兰积极生活组织的成员,这个当地的组织由联合国儿童基金会支持。他们在农村的社区工作,不仅为HIV感染者/艾滋病患者提供培训和

第三章 艾滋病孤儿

教育，使他们有积极的生活态度，还要去照顾那些病患以及其家庭。

项　　目：这三个年轻的工作者都是HIV阳性。他们去教堂和社区做宣传，使人们了解关于艾滋病的预防、测试和治疗方面的知识。他们帮助人们面对其担心，如艾滋病会影响到他们的就业。他们也会告诉人们一些事实，如传统的药物对治愈艾滋病不起作用，需要一些现代的药物。

结　　论：和这些年轻人分享他们的经历和积极的生活后，人们开始认识到艾滋病不是宣判死亡，在眼前仍然是一个完整的生活。

第四章　全球危机

艾滋病遍布全世界

这场危机还在继续加深。现在全球有3300万左右HIV感染者/艾滋病患者，许多人将会在20年后死亡。2005年，全世界新增了300万HIV感染者/艾滋病患者。艾滋病在非洲的影响最严重，世界上没有一个国家不是以某种方式被艾滋病影响着。

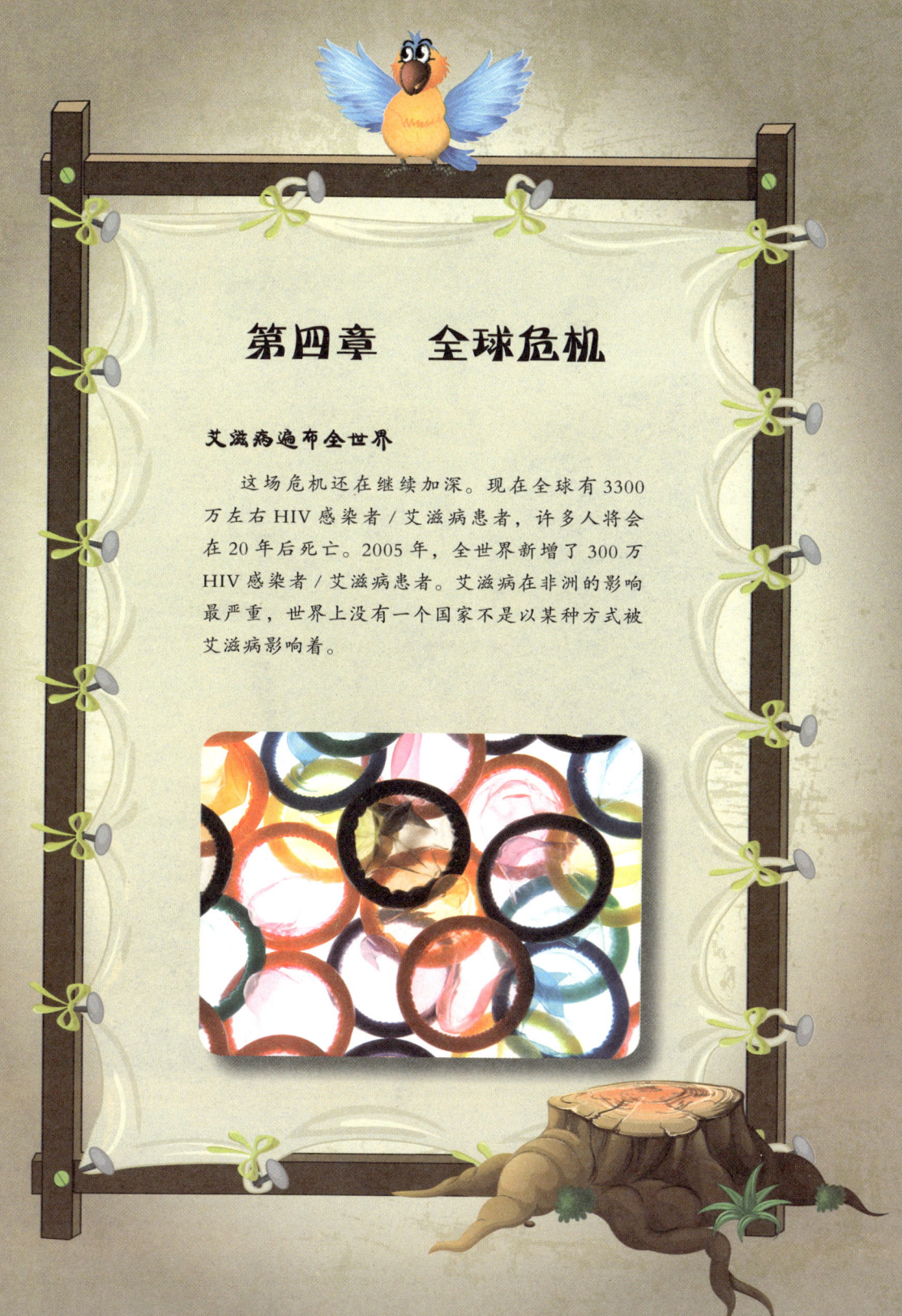

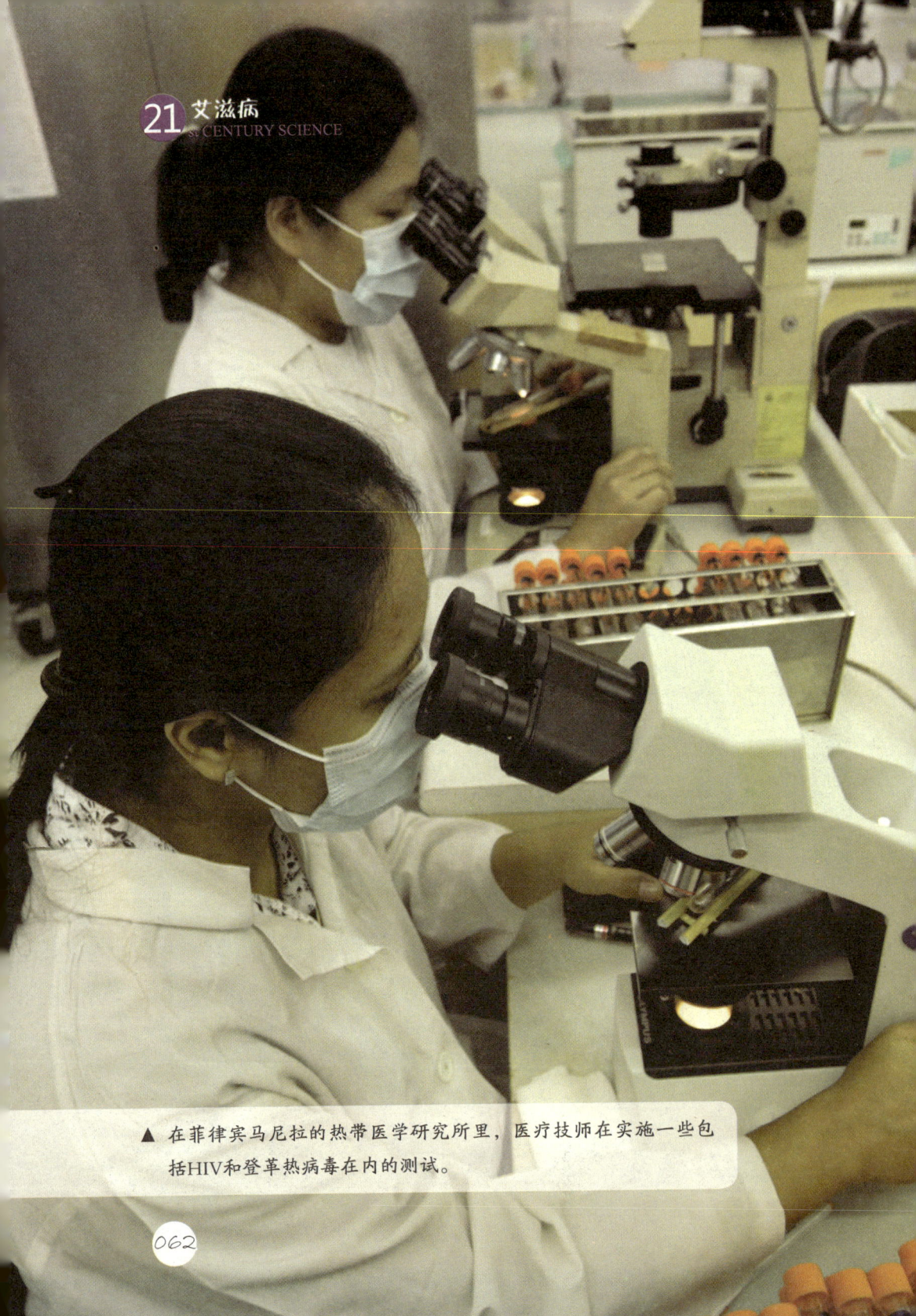

▲ 在菲律宾马尼拉的热带医学研究所里,医疗技师在实施一些包括HIV和登革热病毒在内的测试。

艾滋病的传播

世界上一半的人口都生活在亚洲，艾滋病在亚洲的出现比非洲要晚一些。2007年，亚洲约有500万人是HIV感染者/艾滋病患者。因为一些国家还没有好的方法去记录病例，所以很难确定这些数字。艾滋病在亚洲的蔓延是从一些高危人群开始传播的，如静脉注射毒品的人和妓女。

在东欧和中亚，HIV感染者/艾滋病患者的增长非常迅速，从2003年的120万到2007年的150万，他们主要是来自于静脉注射毒品的人。

除非洲撒哈拉沙漠以南地区外，在一些加勒比群岛的国家中，爆发了一些严重的艾滋病疫情，这主要是因为没有保护性的异性性交行为造成的。在拉丁美洲，性和毒品的使用无疑助长了HIV/艾滋病的传播，仅在2007年那里就新增了14万病例。在美国和西欧，问题还在继续。比如，在英国，2004年新增的病例超过1/4是女性。尽管有预防工作，但这还是表明了异性间的性行为仍然是造成HIV感染的主要原因。

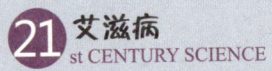
聚焦加勒比海

在非洲之后，HIV/艾滋病的影响在一些加勒比群岛的国家中最严重。海地的病例早在20世纪80年代就为众人所知，这个国家2.2%的人口是HIV感染者/艾滋病患者，它仍然是感染率最高的国

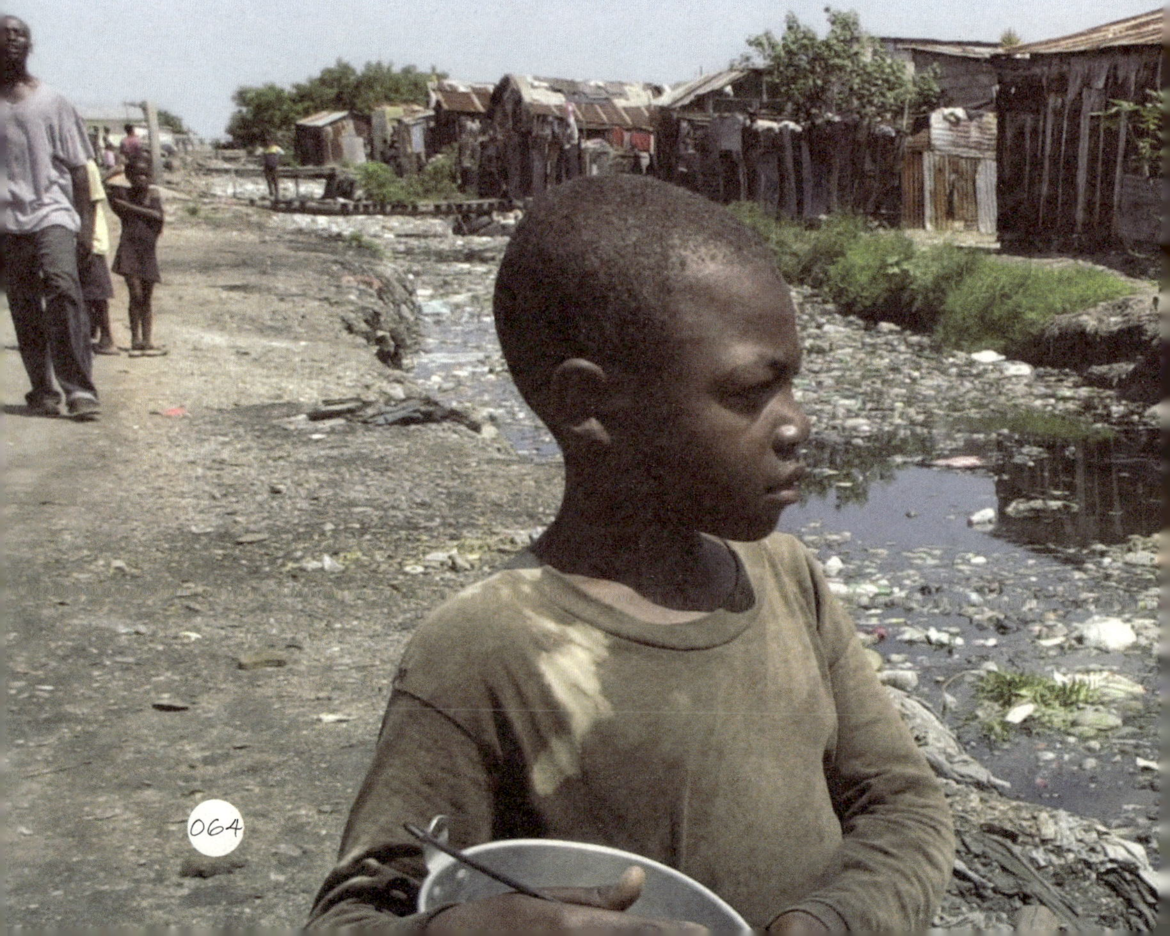

家。海地长期以来是一个动荡的国家,也是一个政治冲突使公共卫生变恶化的例子。海地的HIV感染主要是通过异性性行为传染的,许多的感染和死亡都发生在年轻的成人中。母亲传染给孩子的几率也非常高。据说,多达20万海地儿童的父母一方或双方死于艾滋病。

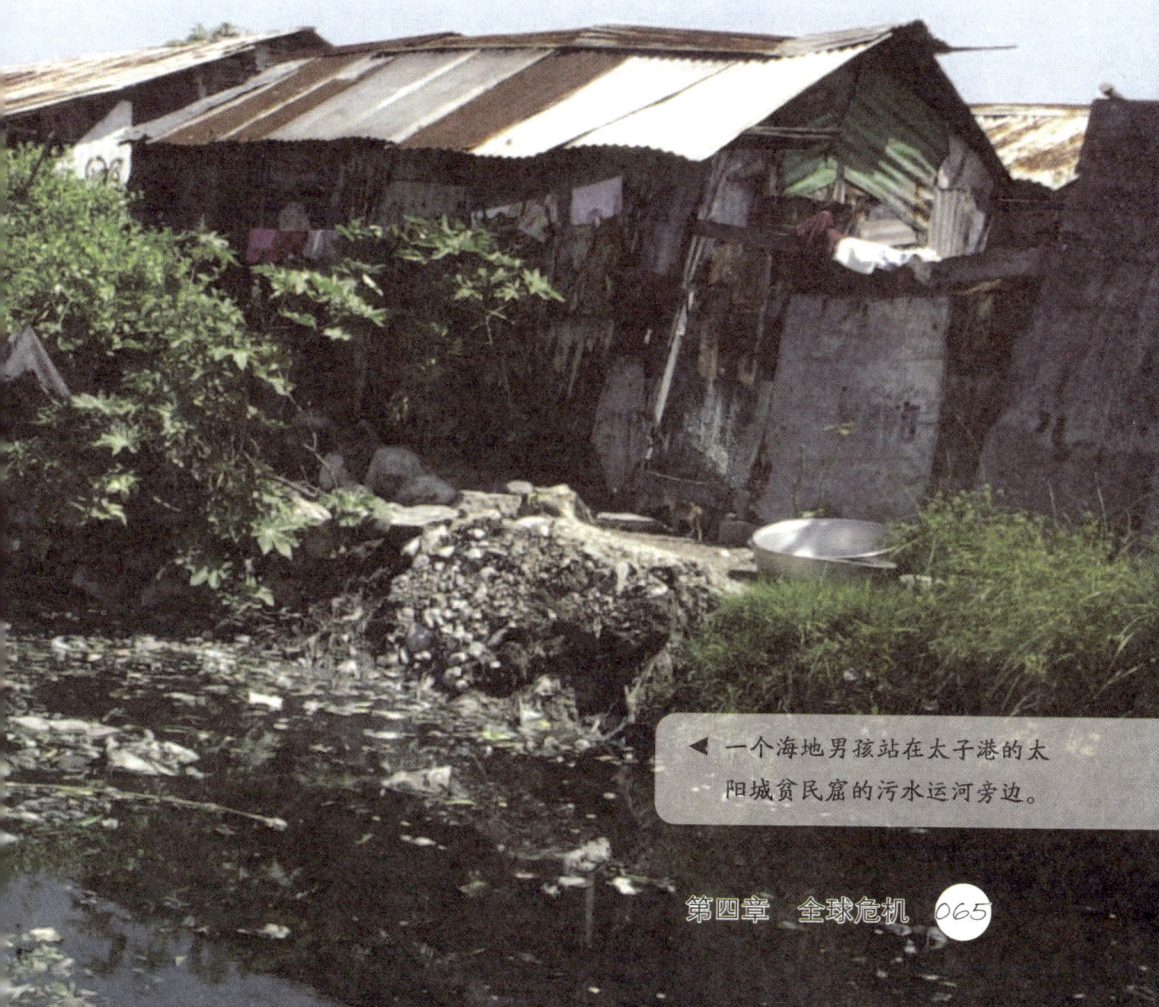

◀ 一个海地男孩站在太子港的太阳城贫民窟的污水运河旁边。

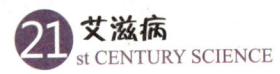

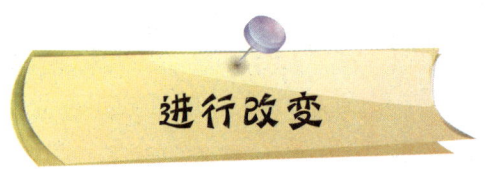

一些加勒比群岛国家的政府意识到了他们的人民所面临的问题并采取了行动。例如，在古巴，国家实行了全面的测试和预防计划，现在古巴的感染率下降到了0.1%，所有古巴的HIV感染者/艾滋病患者都可以领到免费的药物。在巴巴多斯和百慕大，政府也向HIV感染者/艾滋病患者提供药物，这使因艾滋病而死亡的人数下降了一半。

作为支援者的工作

索罗卡班·托伊比·德维，或被称为托伊比，是印度陶巴尔的曼尼普尔邦阳性人群关系网的秘书长，她是一位有两个孩子的艾滋病寡妇，没有任何家庭支持。托伊比实施了一系列创造收入的计划，如食物保存、编织、刺绣和垫子制作，给HIV阳性的妇女提供了工作，带来了收入。

一日掠影……

托伊比在印度的陶巴尔组织了意识计划，鼓励HIV阳性的女性去接受她们的身份。这在很大程度上归功于她的工作，曼尼普尔邦阳性人群关系网现在一共有230名妇女成员，有400多人与这个组织有联系。托伊比接近并劝说像她一样的一些艾滋病寡妇去承认她们的艾滋病身份，加入到她的工作中，并学习如何去重新生活。拉尼就是一个例子，原来她在街边卖甜点，收入非常低。现在她成了一位外展工作（尝试着去接触和进入那些没有接受服务的高危人群的工作）人员，开始了体面的生活。拉尼刚刚庆祝完她的大女儿完成高中学业。

斯人斯语……

"事实上我已经能够帮助其他像我一样的妇女……这让我最快乐……没有什么比让我帮助其他人认识到在感染了HIV/艾滋病后还有生活这个事实更开心的了。"

第五章　了解HIV

HIV是怎样传播的

传染性的疾病可以从一个人身上传播到另一个人身上。在发现了首例艾滋病病例后的几年中，许多人都非常害怕他们或许被传染上了这种疾病。今天，我们知道了许多有关知识，人类能够发现感染HIV的风险以及如何去预防。

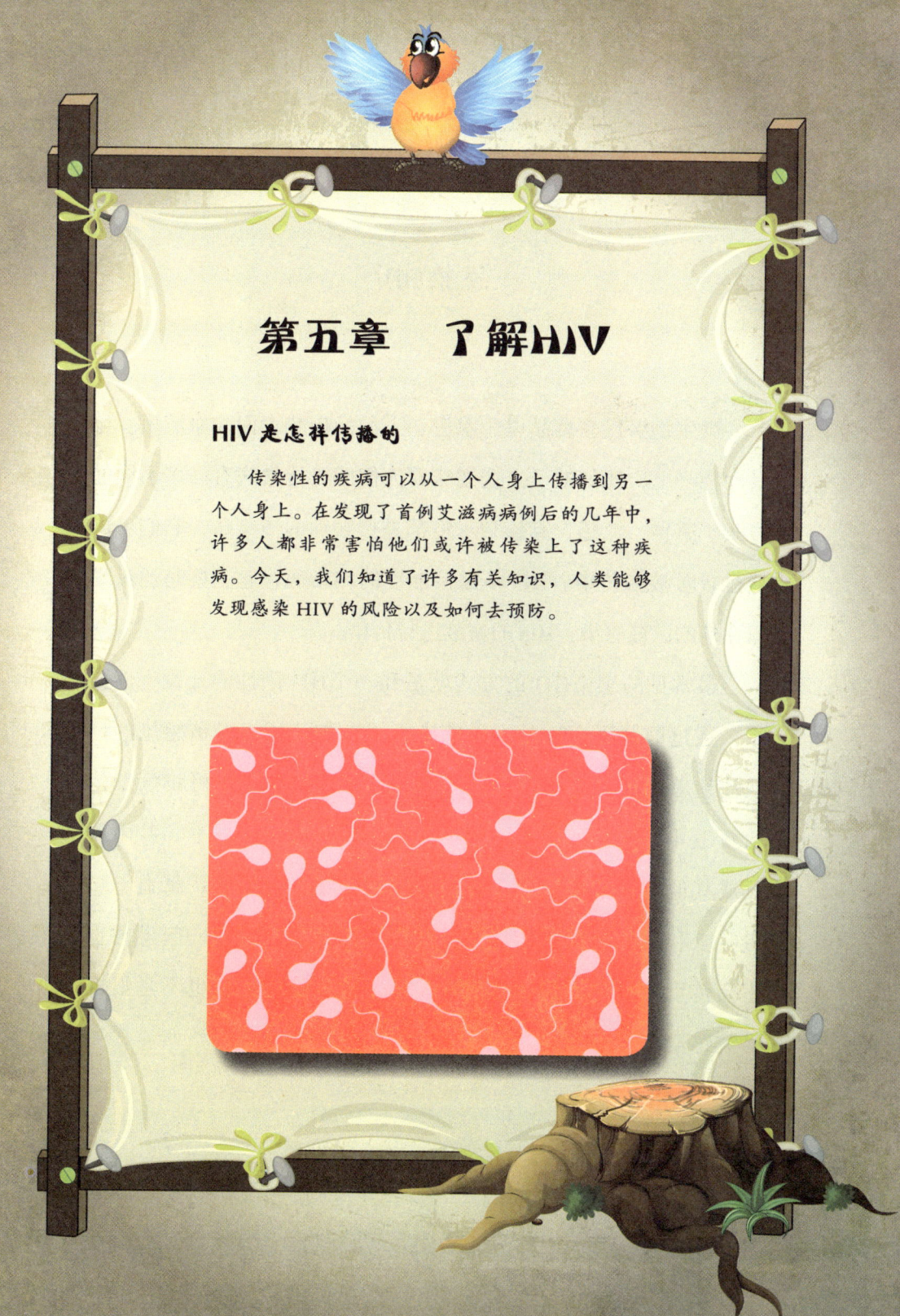

感染HIV

微生物潜伏在食品里、水里、人们的皮肤表面和血液里，以及动物身上，比如蚊子。这意味着人们感染传染病有许多不同的方式。感冒、流感、麻疹和水痘都是接触性的传染病，它们可以通过日常接触传染。HIV不是接触性的传染病，它主要是通过暴露在外的已被感染了HIV的血液进行传染。

最常见的感染HIV的方式就是和一个HIV阳性的人发生性关系。通过静脉吸毒也是一种感染方式，如使用已经被感染的针或注射器给静脉注射海洛因。感染了HIV的母亲也可将病毒传给新生儿。但下列途径一般不会传染，如接吻、握手、共用餐具或其他的日常接触等。我们也知道咳嗽、打喷嚏、献血、蚊虫叮咬和舔邮票都不会传染，共用游泳池、马桶和一起淋浴也不会传染。换句话说，尽管HIV是非常危险的，但也不是很容易被感染。

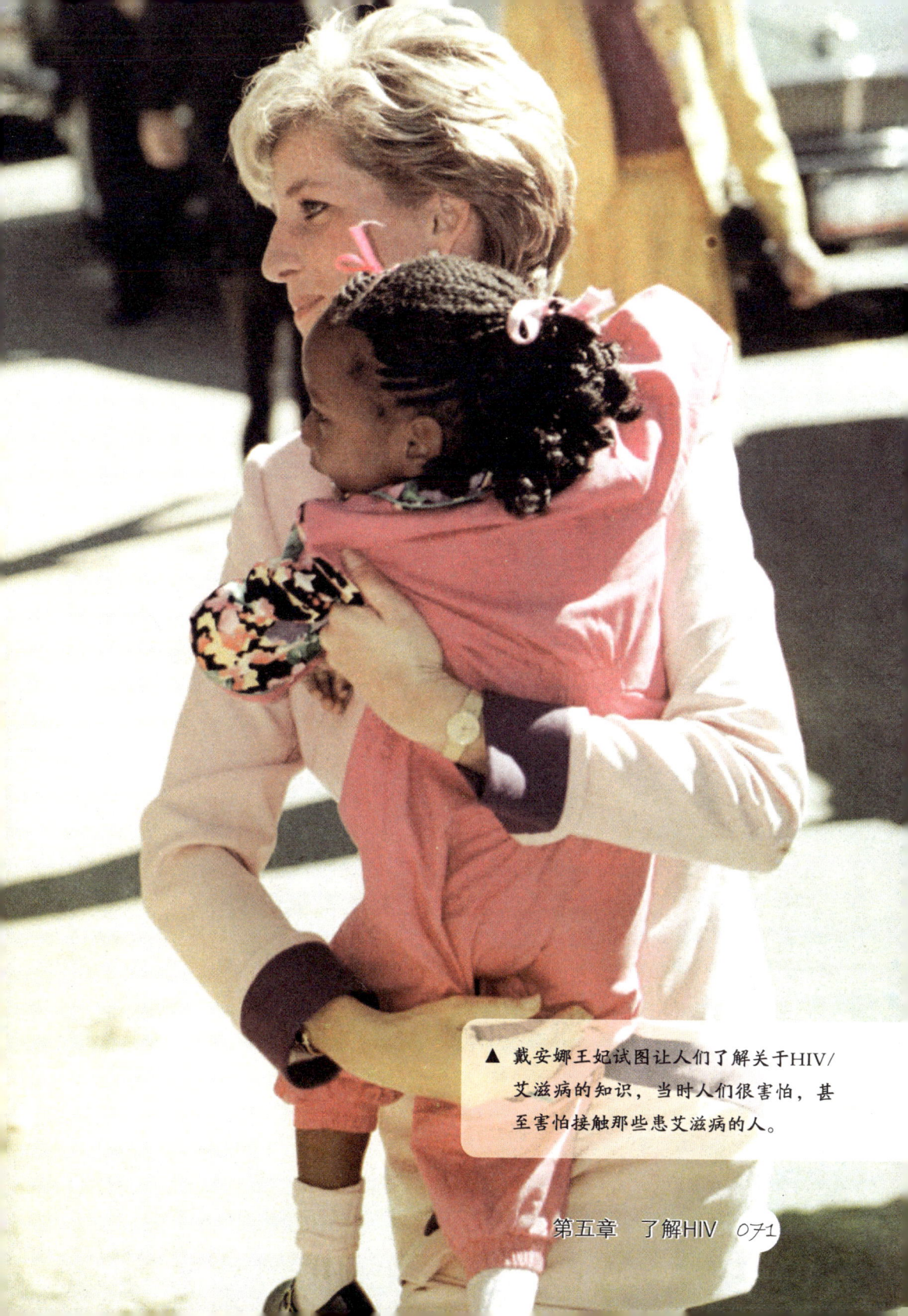

▲ 戴安娜王妃试图让人们了解关于HIV/艾滋病的知识,当时人们很害怕,甚至害怕接触那些患艾滋病的人。

第五章 了解HIV

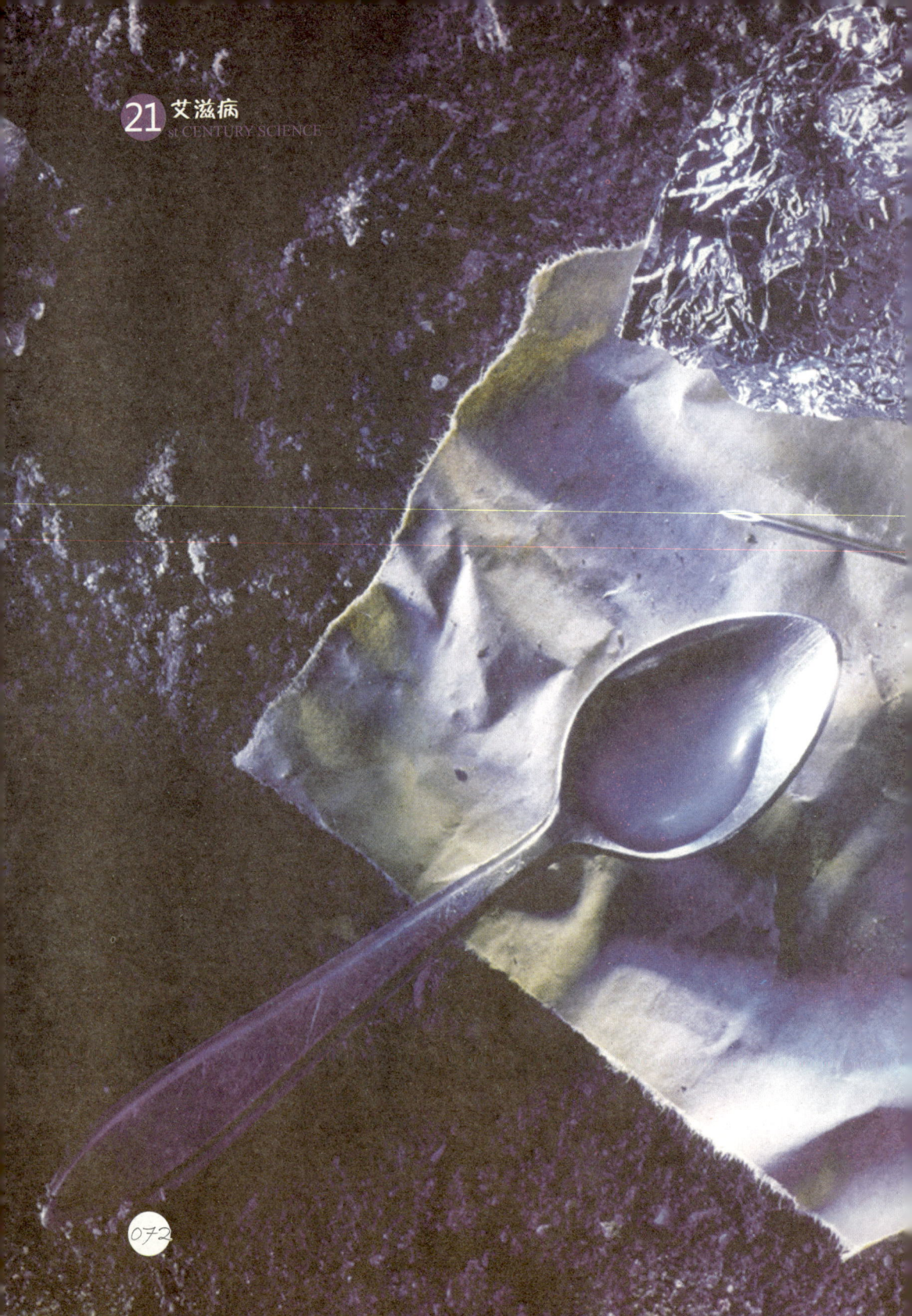

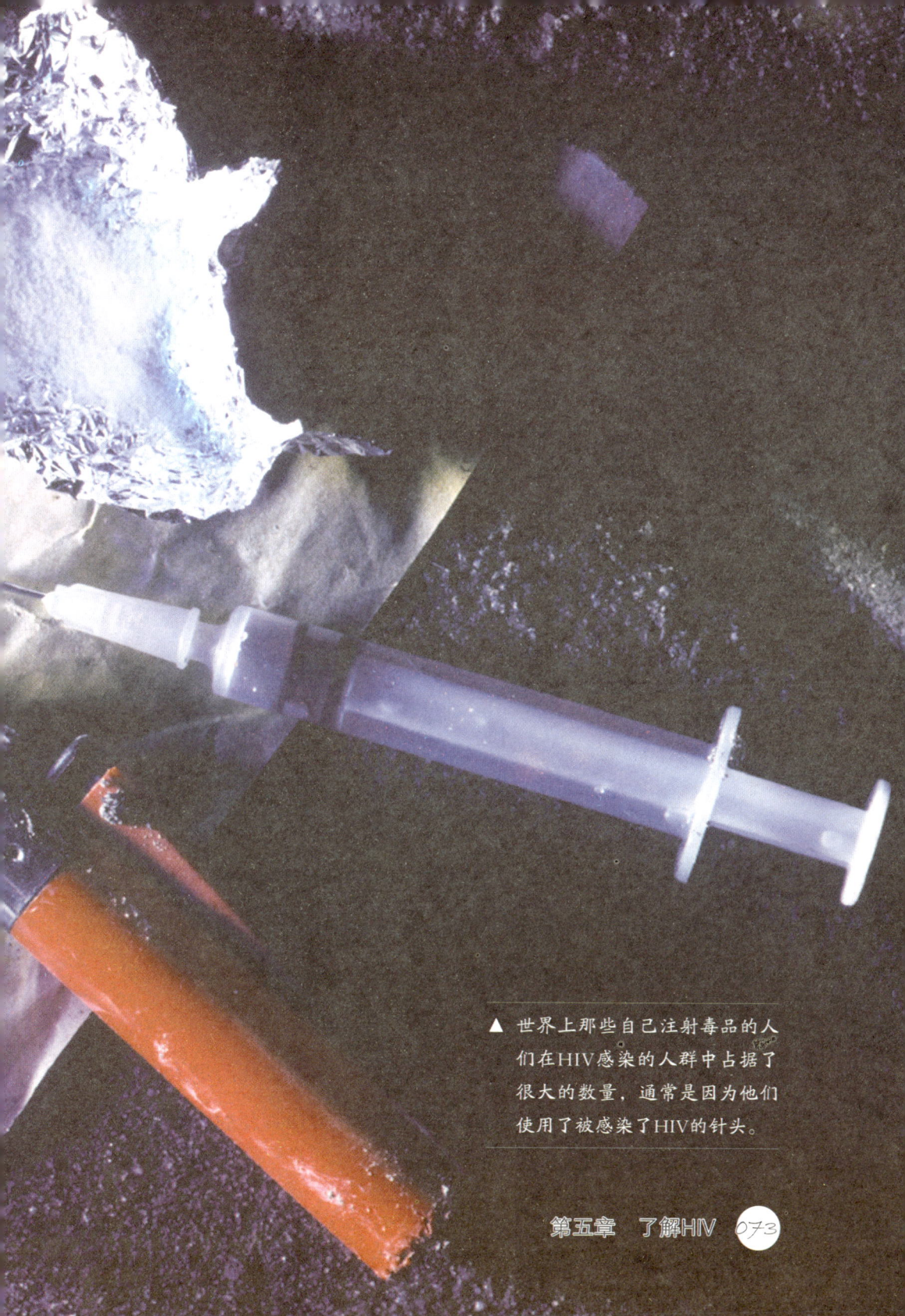

▲ 世界上那些自己注射毒品的人们在HIV感染的人群中占据了很大的数量，通常是因为他们使用了被感染了HIV的针头。

第五章　了解HIV

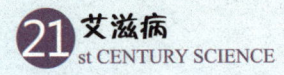

性、毒品与艾滋病

HIV感染者/艾滋病患者的血液和体液中都带有HIV，它们可以排成一排，通过微小的伤口或溃疡黏膜进入人体中。研究表明，HIV感染者/艾滋病患者的血液和性液中有大量的病毒，也可以传染。性液包括来自男性的精液和女性的阴道分泌物。

性、毒品

异性性交可以通过男性的精液传染HIV，HIV可以通过任何一个阴道黏膜内层的细微破损处进入女性的血液中。男性也可以被传染，带有HIV的阴道分泌物可以通过阴茎细小的溃疡面进入男性的血液中去。

在异性或同性性行为的过程中，当阴茎通过肛门进入到直肠时会带来更大的传染风险。这是因为肛门和直肠的肠壁比阴

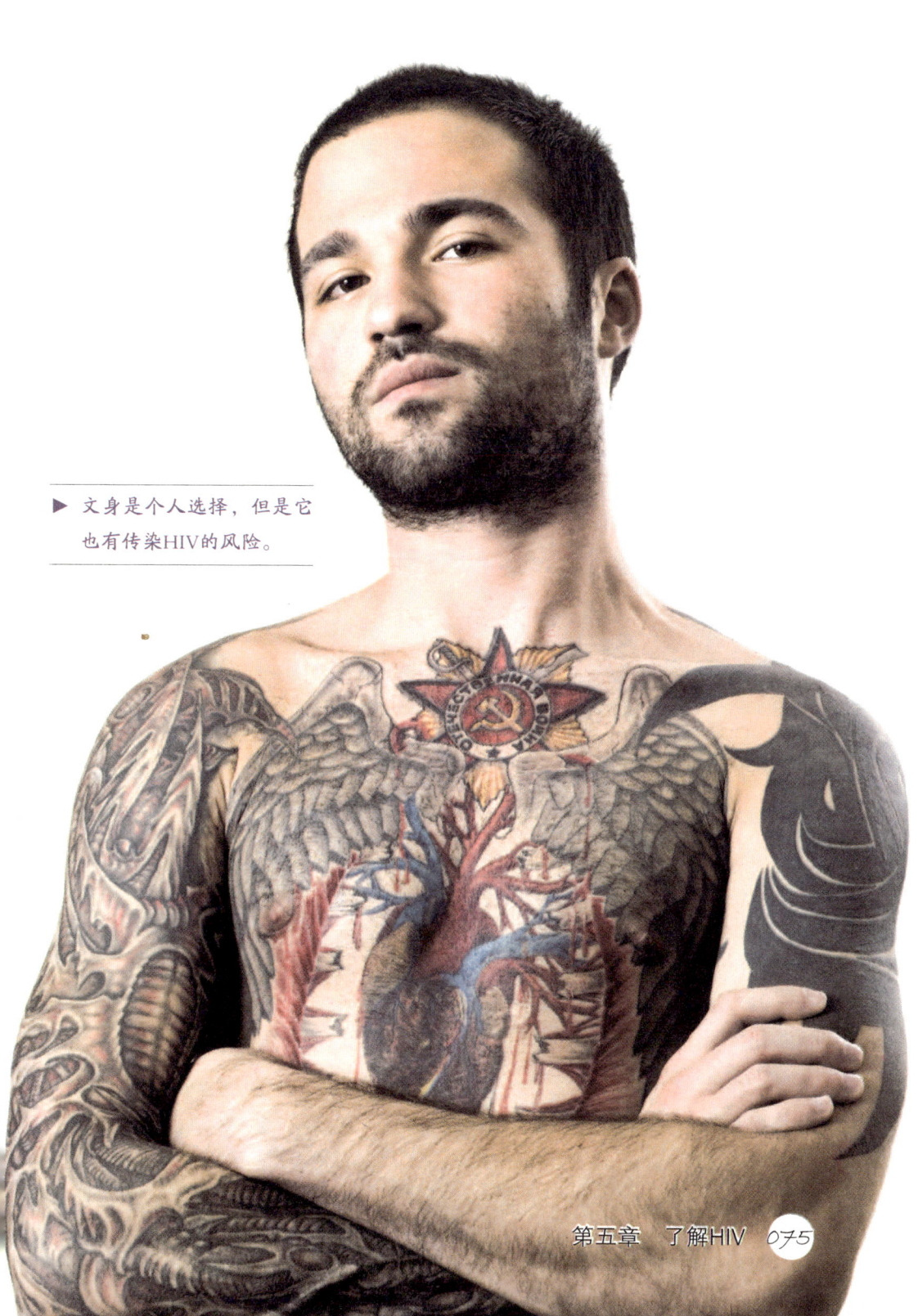

▶ 文身是个人选择,但是它也有传染HIV的风险。

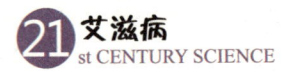

道壁薄，更容易破损，因此被感染的精液可以进入人体的血液中去。

静脉吸毒也可以造成HIV的感染。HIV感染者/艾滋病患者使用过的针头或注射器留有微小和不可见的被感染的血液痕迹，如果和别人共用，HIV可以通过注射进入人体的血液中。体环和文身也有风险，除非给每一个客户都使用新的针头。

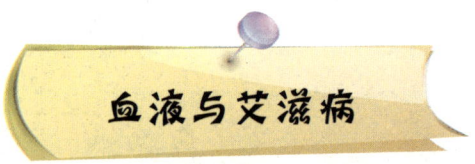

血液与艾滋病

输血和器官捐献能够挽救生命，但也能够传染病毒。现在通过医学治疗感染HIV的几率是非常小的，但是在过去很多人都是通过这种方式被传染的。现在仍然还是存在感染HIV的风险，如果血液没有被检测，HIV没有被发现。

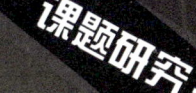

研究内容：我们对关于艾滋病的传染的了解越多，如HIV如何传播，就越能有效地进行预防。一个重要的问题是，女性在性交的过程中是否会传染HIV给男性，以及是如何传染的，HIV是否可以通过女性宫颈和阴道的分泌物进入人体。

研究团队：来自西雅图华盛顿大学的一个调查小组，由在肯尼亚和新几内亚研究传染性疾病的戴维·克莱门特松率领。

研究过程：在肯尼亚的内罗比，大约有100名HIV阳性妇女去诊所做性病的检查，她们主动提供了宫颈和阴道的液体标本。这些标本在实验室进行HIV的DNA测试。有1/3宫颈的样本呈阳性，1/6阴道的样本呈阳性。服用避孕药和怀孕提高了HIV存在于女性阴道和宫颈里的风险。

研究结论：HIV阳性的女性身体里的HIV会进入她们的宫颈和阴道里。因为没有一种方法让男性知道一个女人是否摆脱了HIV，因此在性交的过程中更安全的性行为（使用避孕套）在预防HIV的传染上是至关重要的。

血友病与艾滋病

1982年，美国疾病控制与预防中心报道了一个20个月大的婴儿在经过几次输血后死于艾滋病的。这个新的病例表明了艾滋病是一种传染性的疾病，这也引起了人们对血液供给安全的关注。

天生患有血友病的人在出生时身体缺少一种蛋白质，血液通常需要它进行凝块。在20世纪80年代，这些凝血因子都来自献血。血库的血液来自5000名献血者，因此这些血友病患者感染HIV的风险比其他人要高得多。可能被HIV感染的人会被警告，不能去献血。当得到一个检测HIV的测试方法时，它就可以应用于供血筛查，但是对于很多人来说这已经迟了。在美国有1.7万名血友病患者，他们中一半以上都变成了HIV阳性，还有很多已经过世了。

照顾HIV感染者/艾滋病患者的医护人员也可能有风险：他们可能不小心被针头扎到自己，而这些针头沾有被感染HIV的血液；或者不小心让血液溅到自己的眼睛或鼻子里。

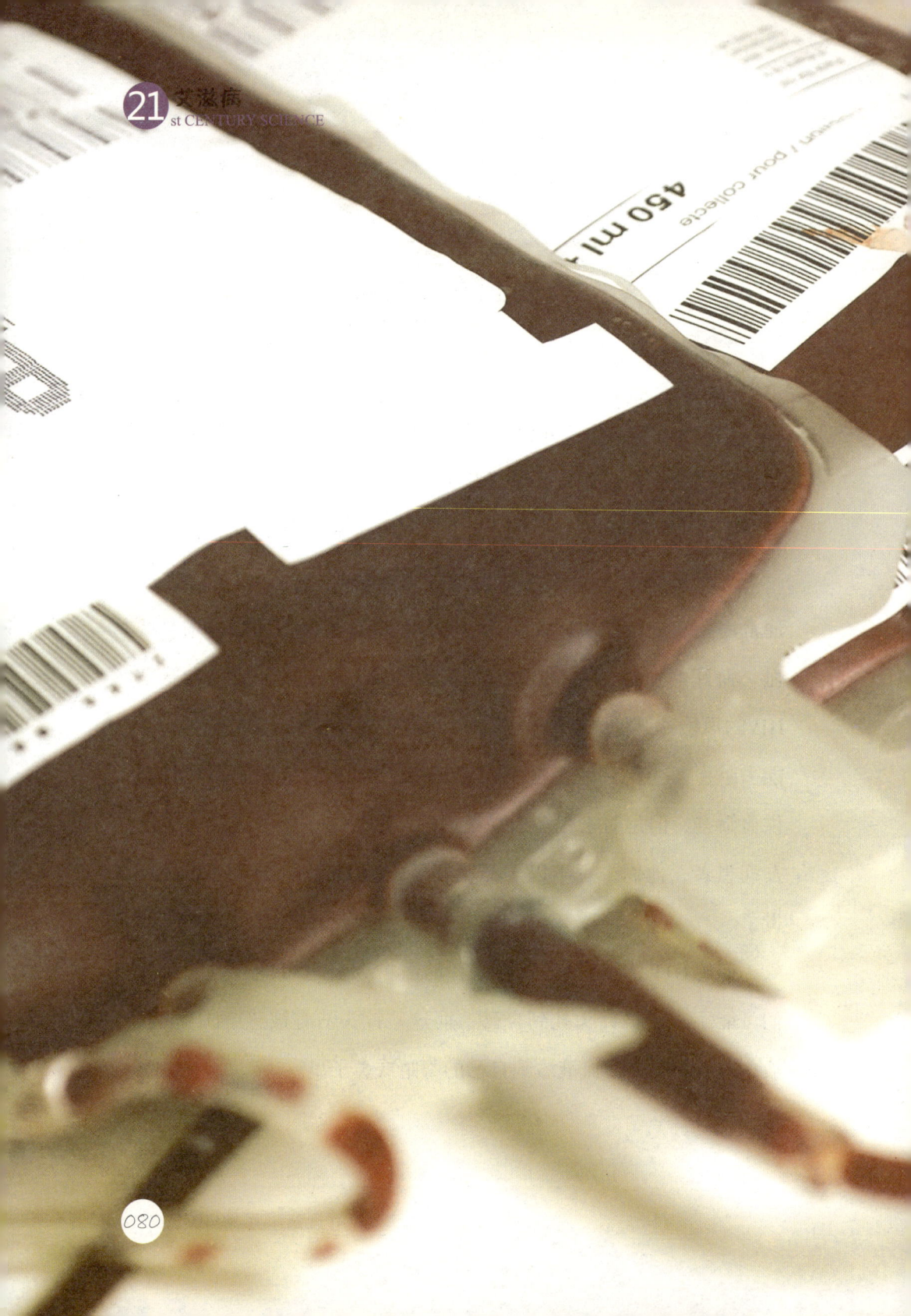

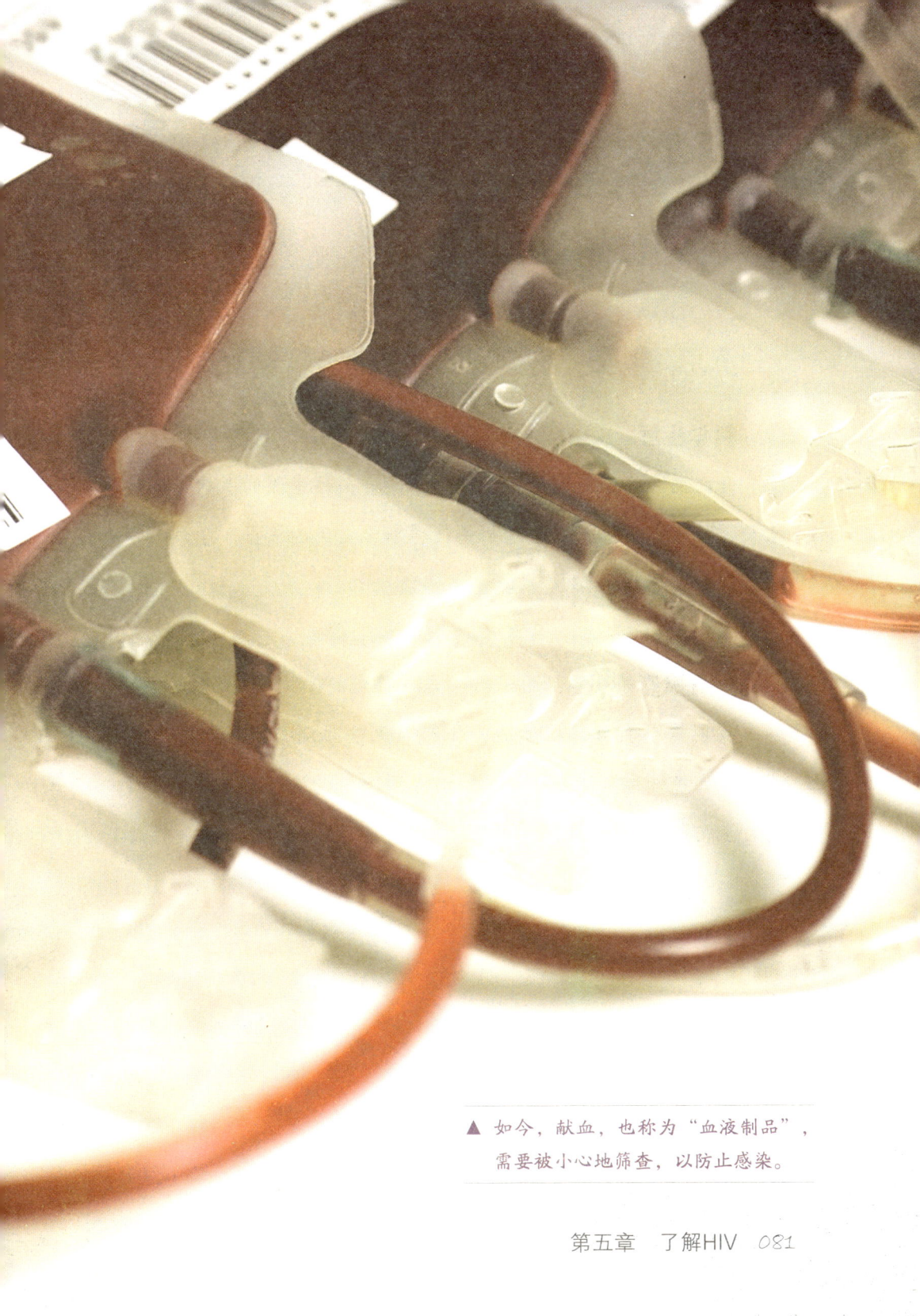

▲ 如今,献血,也称为"血液制品",需要被小心地筛查,以防止感染。

21 艾滋病
st CENTURY SCIENCE

科学生涯

马乔丽·多蒂是美国临床病理学学会一位资深的医疗血库技术员,她也是美国佛罗里达州圣彼得斯堡血库的输血医学学术中心的管理人员。

一日掠影……

我们需要血库,血库的工作时间无法预测,责任也非常重大,我们都知道只要一个单位的血液调配错误就可以造成病人的死亡。在美国平均每年有290万个单位的血液输给了病患。这些输血可能是由血库技术专家完成的，他们都有相关医学背景并经过附加的免疫血液学的培训。他们分别进行了常规和先进的测试，包括HIV测试，以保证血液是安全和相容的。

斯人斯语……

"血库的工作人员的工作和技能很少得到认可，因为他们不像医生和护士那样经常出现在人们的视线中。但是那并不重要，在这里，你知道你所做的拯救了生命或帮助别人顺利做完了手术。"

21 艾滋病
st CENTURY SCIENCE

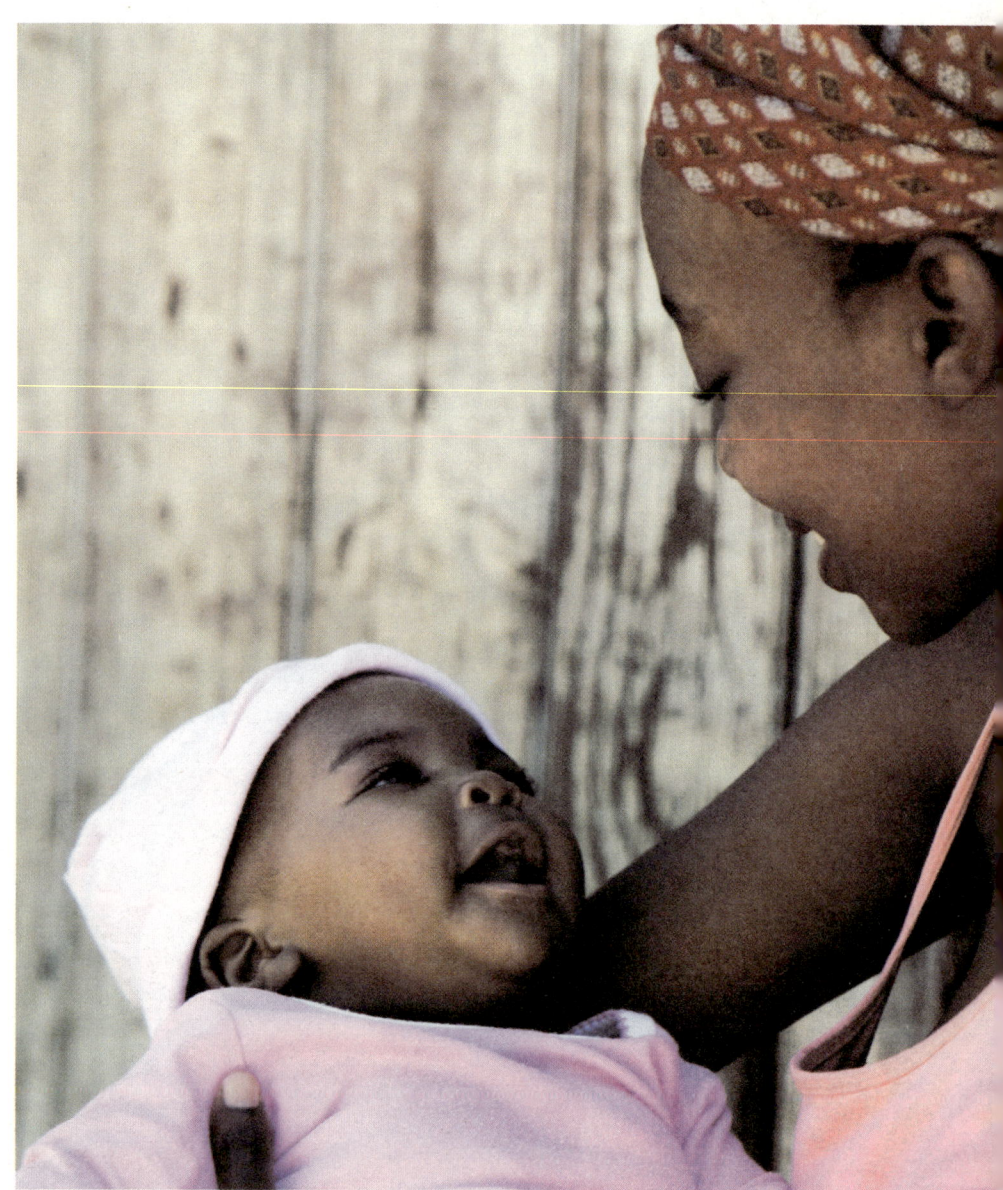

084

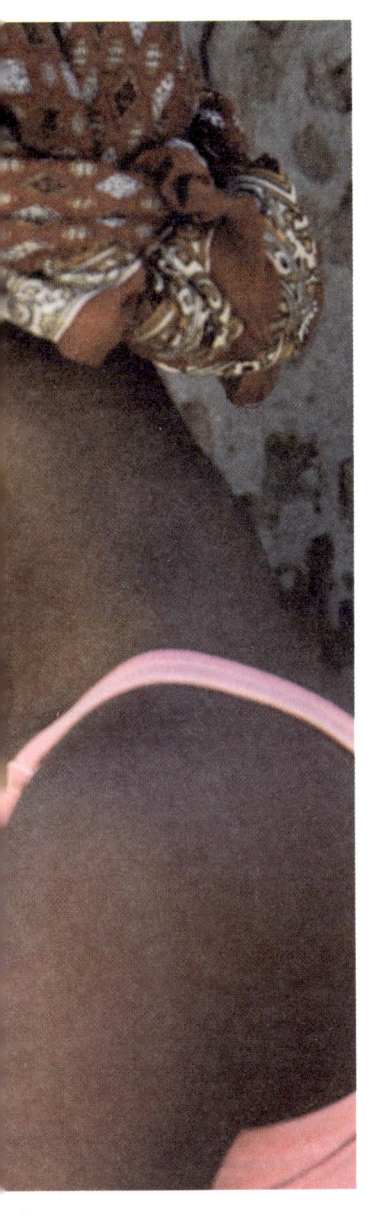

母亲与孩子

一位HIV阳性的母亲在怀孕、分娩和哺乳的过程中都会把HIV传染给孩子。如果孩子生来就被感染了HIV，那么他/她可能会在未来的几年中发展成艾滋病患者。然而，如果这个妇女知道自己是HIV阳性，就会有许多方法可以保护她未出生的孩子。

许多妇女被感染了HIV——无论她们是否知道，之后她们怀孕了。1982年，发生了第一例母亲把HIV传染给孩子的案例，这是在美国亚特兰大的疾病控制与预防中心发现的。如果母亲HIV阳性却没有接受治疗，大约有15%—30%的孩子在出生时会被感染。在分娩时，当他们接触到母亲的血液后，10

◀ 一个还没有出生的孩子能够免受HIV的感染，首先要求他/她的母亲意识到她本身已经被感染。

第五章　了解HIV

个孩子之中就会有7个被感染。母乳里也含有HIV，有15%的孩子在母乳喂养时被感染。当母亲的血液里的HIV值过高，或CD4指数过低时，感染的风险会加大。

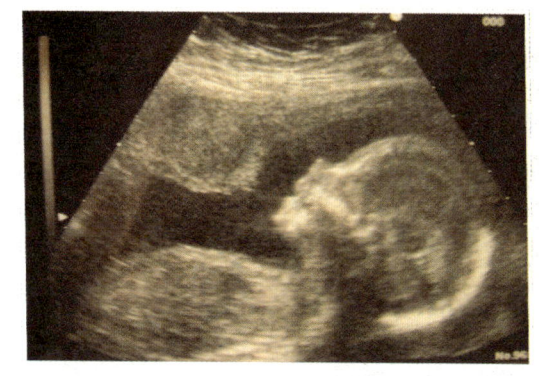

▲ 在怀孕的过程中，有可能降低或避免母亲传染给胎儿HIV的风险。

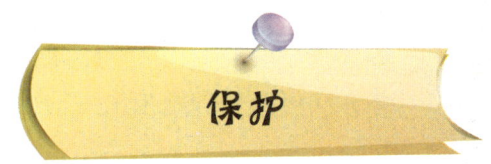

保护

在一些国家，所有怀孕的女性都要做HIV筛查，而另外未做筛查的人只能处于危险中。母亲可以在怀孕期间服用药物并且避免母乳喂养。剖腹产（通过手术把孩子从母亲的子宫中取出来）可以降低传染的风险。在美国和欧洲，这些措施使传染的风险降低到2%以下。在发展中国家，风险还是很高，因为母亲无法得到药物并只能进行母乳喂养。

课题研究：

奈韦拉平是一种有用的替代方法吗？

研究内容： 从怀孕开始服用艾滋病防护药直到分娩，可以帮助预防HIV从HIV阳性的母亲那里传染给新生儿。这个研究着眼于奈韦拉平是否是一种全新的抗HIV药物，它是否也可以阻止母亲把HIV传染给孩子。

研究团队： 以劳拉·盖为首的小组，她是约翰·霍普金斯大学全球健康中心的一位传染性疾病专家，在美国马里兰的巴尔的摩工作。

研究过程：从1997年11月到1999年4月，科学家在乌干达首都坎帕拉的穆拉戈医院登记了626名HIV阳性的孕妇。这些孕妇开始服用艾滋病防护药或奈韦拉平，直到分娩。她们的孩子在刚出生的7天里服用了同样的药物。在他们刚出生时，6—8周和14—16周都做了HIV测试。在出生时服用艾滋病防护药的孩子10.4%感染了HIV，服用奈韦拉平的孩子8.2%感染了HIV。在第8周，他们的感染率分别是21.3%和11.9%；在第16周，分别是25.1%和13.1%。

研究结论：奈韦拉平比艾滋病防护药在降低母亲向孩子传染HIV的风险时更有效。这是一种简单和有效的治疗方法，可以在欠发达国家广泛应用。

第六章 提高意识

教育与意识

每一个人都需要了解关于HIV/艾滋病的知识。如果人们知道他们需要做什么来避免感染，那么就能够预防感染。教育可以纠正无知和错误的观念，但是为了更有效果，还需要使用正确的方法。

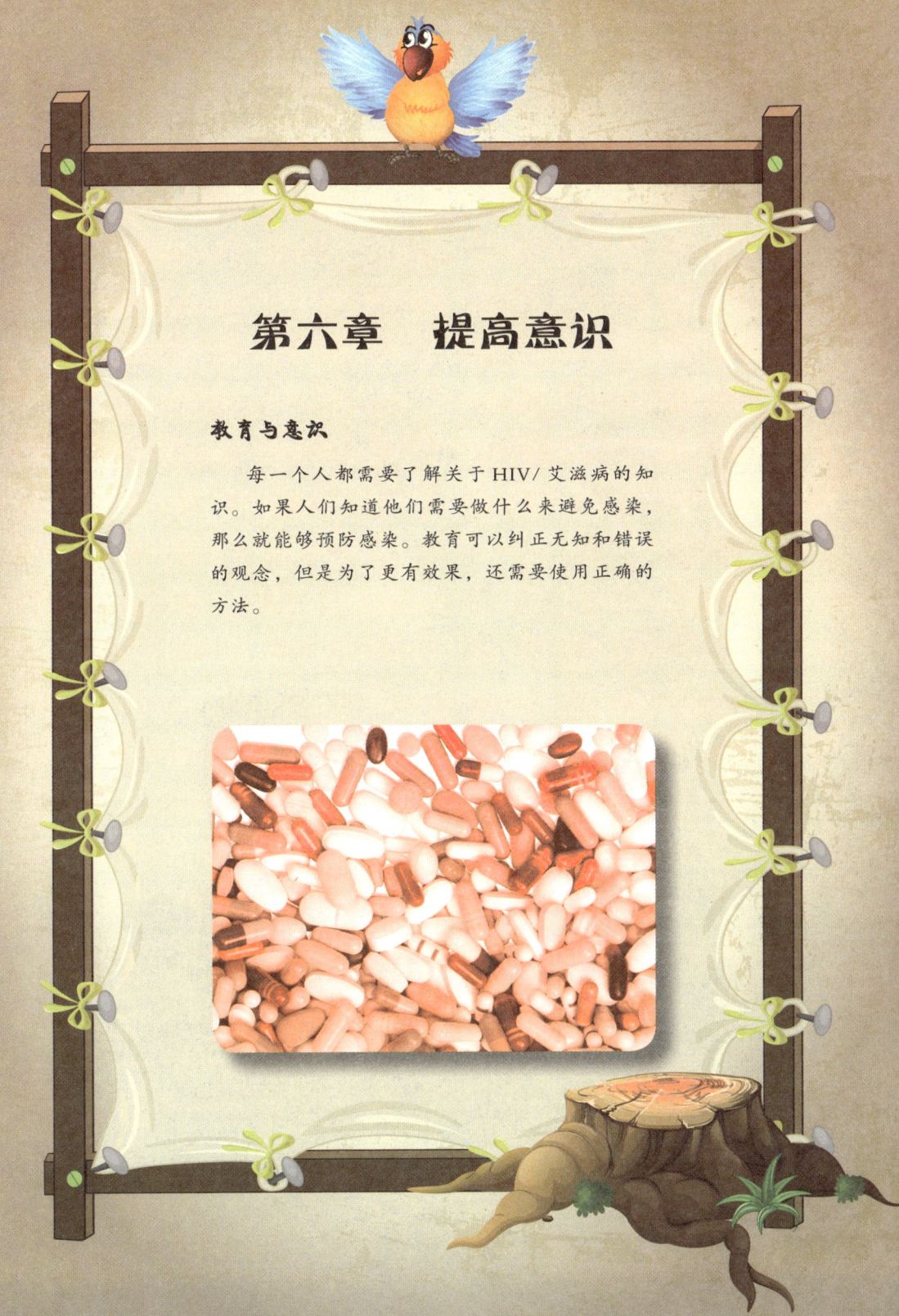

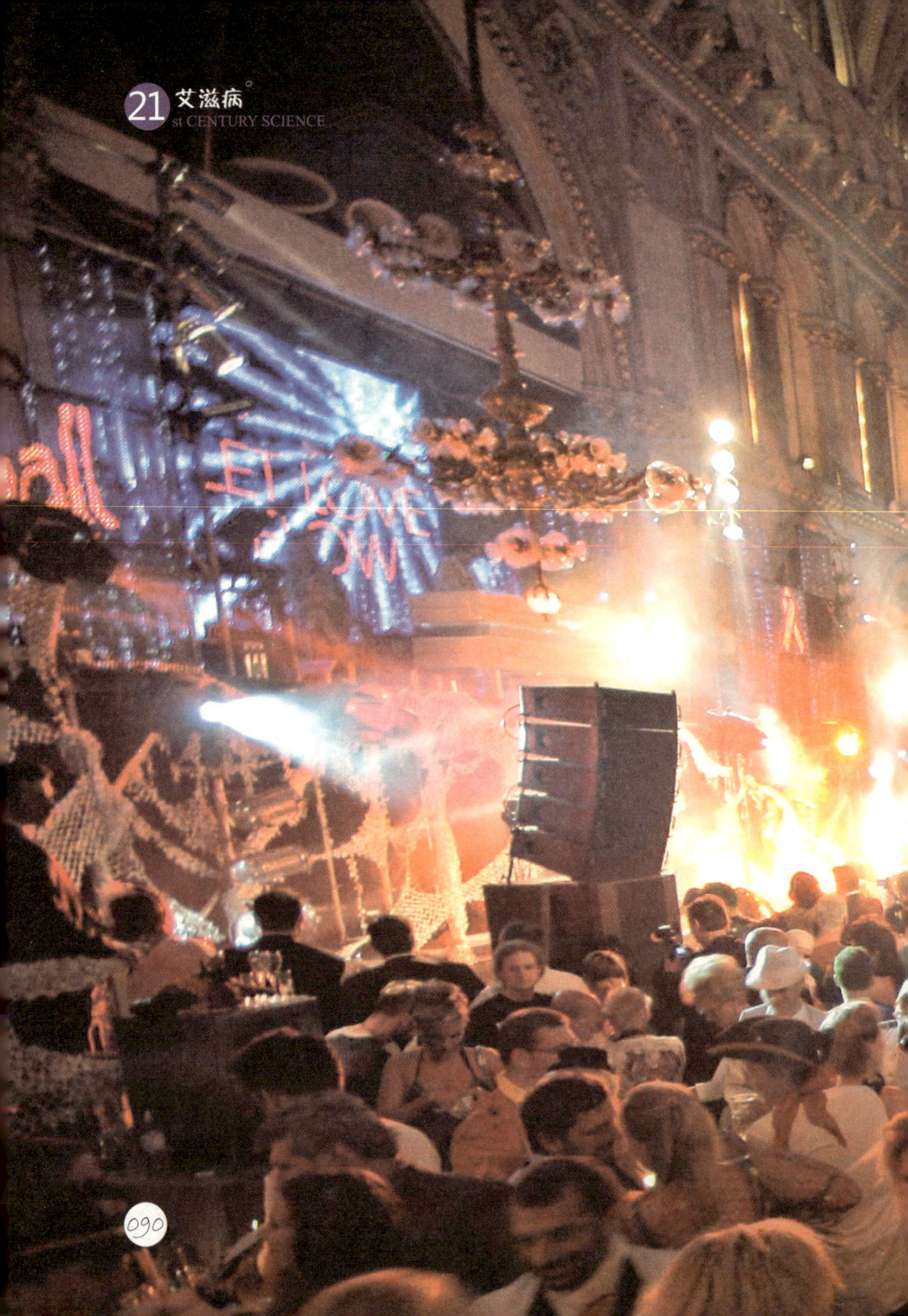

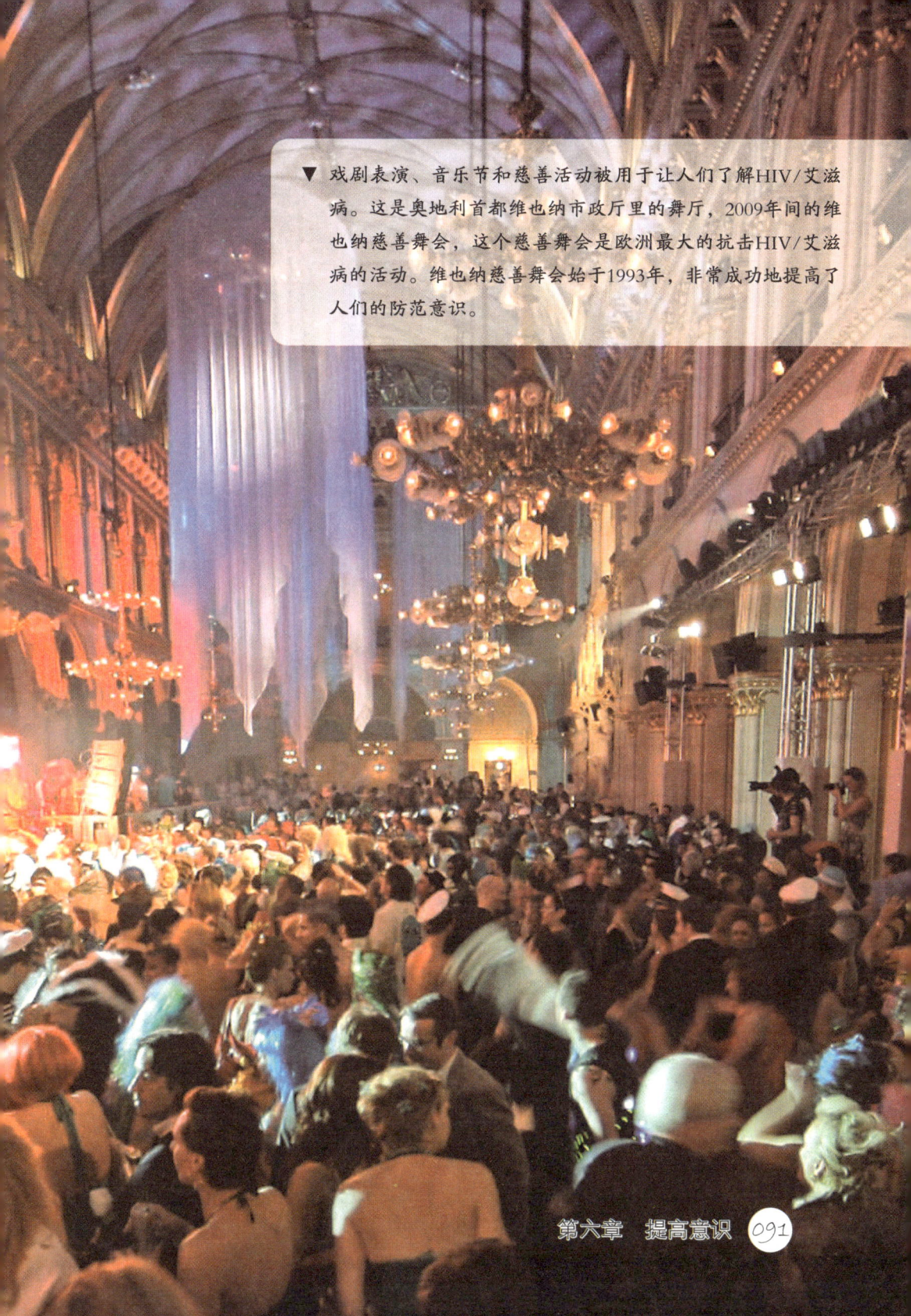

▼ 戏剧表演、音乐节和慈善活动被用于让人们了解HIV/艾滋病。这是奥地利首都维也纳市政厅里的舞厅,2009年间的维也纳慈善舞会,这个慈善舞会是欧洲最大的抗击HIV/艾滋病的活动。维也纳慈善舞会始于1993年,非常成功地提高了人们的防范意识。

对艾滋病的认识

知识并不总是必须由教师在教室里教授。医生的办公室和诊所是人们——特别是那些接受药物治疗的人、患有性病的人和进

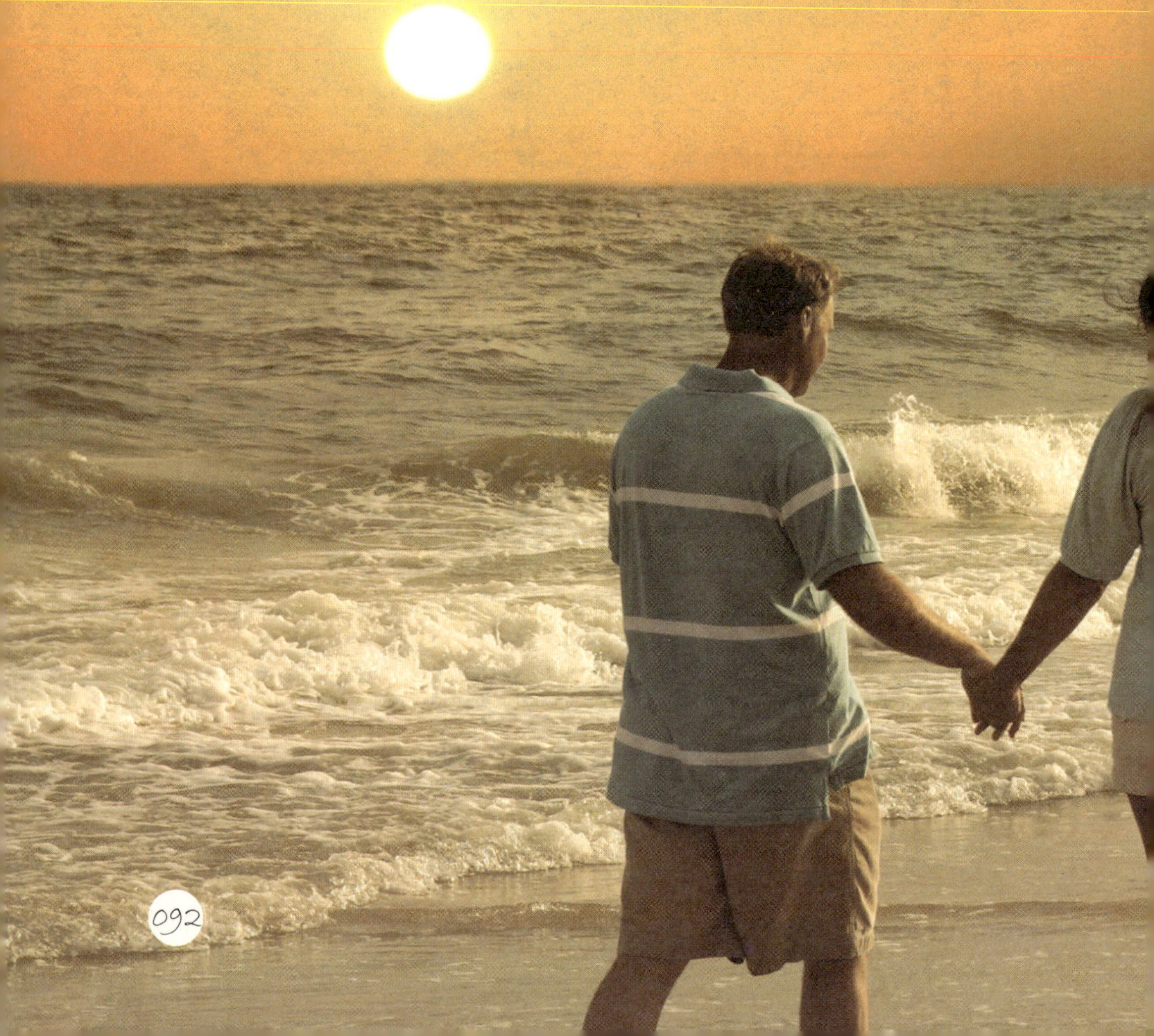

行计划生育的人——能够提问的地方和能够给予HIV/艾滋病书面信息的地方。大众传媒，如电视、报纸、杂志、网络和海报宣传活动等，都是传播公共卫生信息的最佳方式。戏剧表演、音乐节和慈善活动也非常有用。但是这些活动传播的信息应该激励人们并赋予人们力量，而不是使他们感到害怕或鼓动他们去歧视HIV感染者/艾滋病患者。

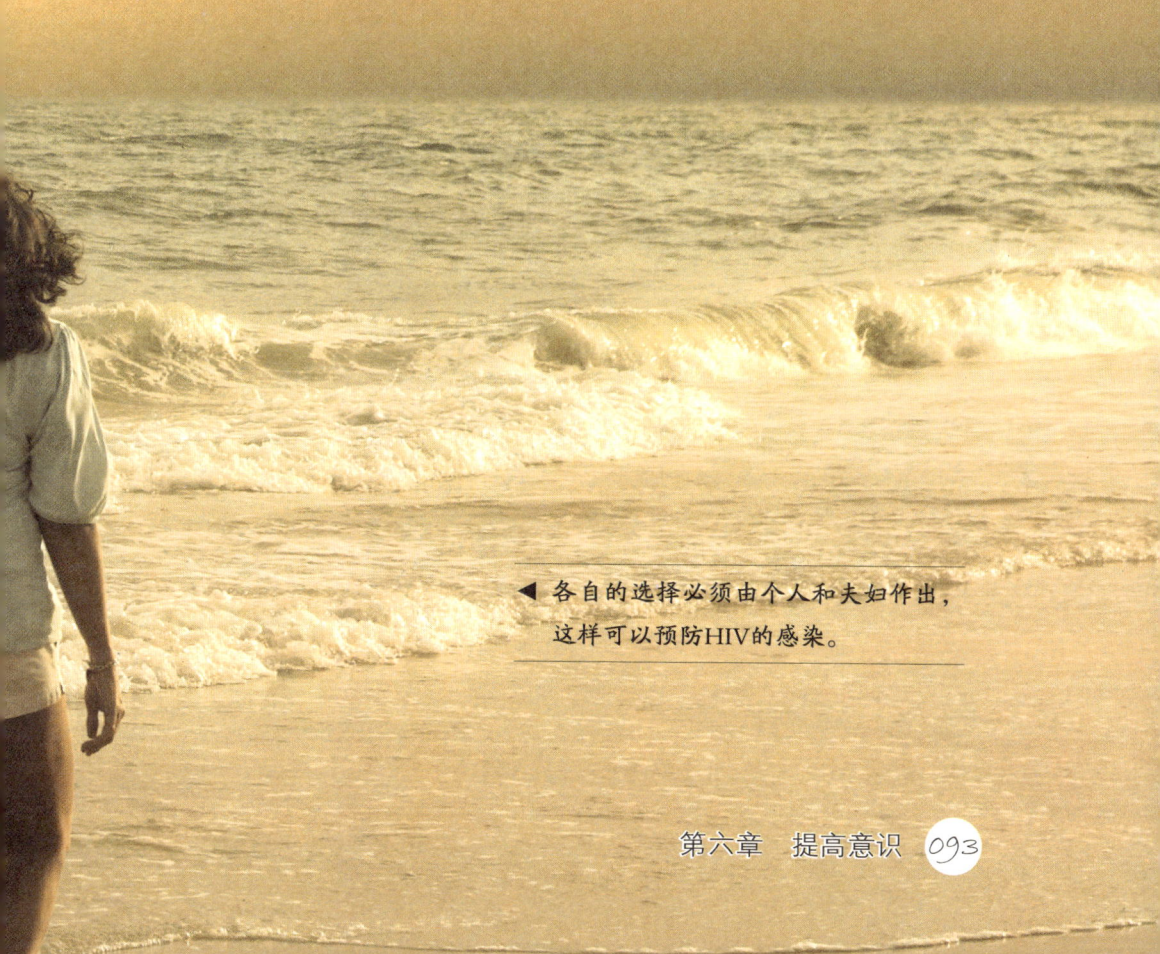

◀ 各自的选择必须由个人和夫妇作出，这样可以预防HIV的感染。

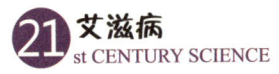

保持血液安全

没有什么能够阻止人们通过被感染的血液感染HIV，他们不得不依赖自己的政府和医疗体系去采取行动。如果这些机构什么都没有做，那么社会活动家们应该去采取行动。

然而，个人的选择也能在预防艾滋病时起到重要作用。例如，性交和吸毒是两个主要风险因素，避免HIV感染最有效的方法是节制，也就是说不要有性交或通过静脉注射毒品。对那些不到性行为年纪的年轻人和不是长期吸毒的人们来说，节制或许是

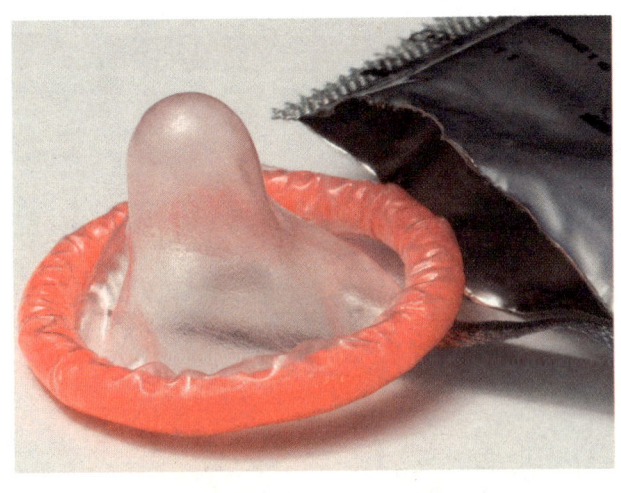

◀ 男性避孕套（左图）和女性避孕套都是包括艾滋病在内的性传播疾病的屏障。不管是在男性中还是在女性中，它们都已被证明能降低感染率。

最好的选择。另一个方法是降低危害，也就是说当节制是困难的、不切实际的、不现实的选择时，如果人们要进行性行为或注射毒品，他们可以得到帮助，在更安全的方式下进行。

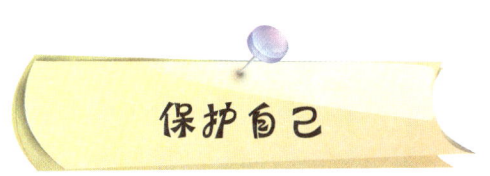
保护自己

减少性伴侣——或者实行一夫一妻制（只有一个性伴侣）——是很好的降低感染HIV的风险的方法。

当人们进行插入式性交时，使用避孕套（一次性的橡胶护套，在性交时保护阴茎，并可以防止怀孕）可以阻止HIV的传播。

针对年轻人的性教育是预防HIV感染的重要部分，这必须与对他们进行的社会技能和社会关系方面的培训同时进行。所以如果青少年还没有准备好，他们可以有足够的自信去拒绝性行为，坚持要求更安全的性行为。对于那些静脉注射毒品的人们，诊所和有关机构能够提供干净的针头，这会降低HIV感染的风险。但是这一做法是有争议的，因为评论家认为这种做法可以使注射毒品的人们认为他们有权利服用非法药物。

艾滋病

科学生涯

托尼·阮是亚洲及太平洋岛民健康中心男男性接触（男性与男性的性行为）人群计划的协调员，几年前他作为志愿者参与了更安全的性教育活动。

一日掠影……

托尼与旧金山海湾地区的越南人团体花了很多时间做了一些外展工作。性在大多数亚洲文化中是禁忌，托尼打破了这个屏障，甚至针对这个主题开始进行宣讲。他举办了研讨会，讲解从安全的性爱技巧到怎样承认自己是HIV阳性。他也提供了夫妻和一对一的咨询服务,这对那些人来说是很有必要的。托尼的主要目的是让他们在性交时注意安全并且要一直使用避孕套。

斯人斯语……

"这里有许多个人的故事,每一天,当我在与别人面对面的工作中听到有人说取得了小小的胜利时,我感到很欣慰,但是还是有许多工作要完成。"

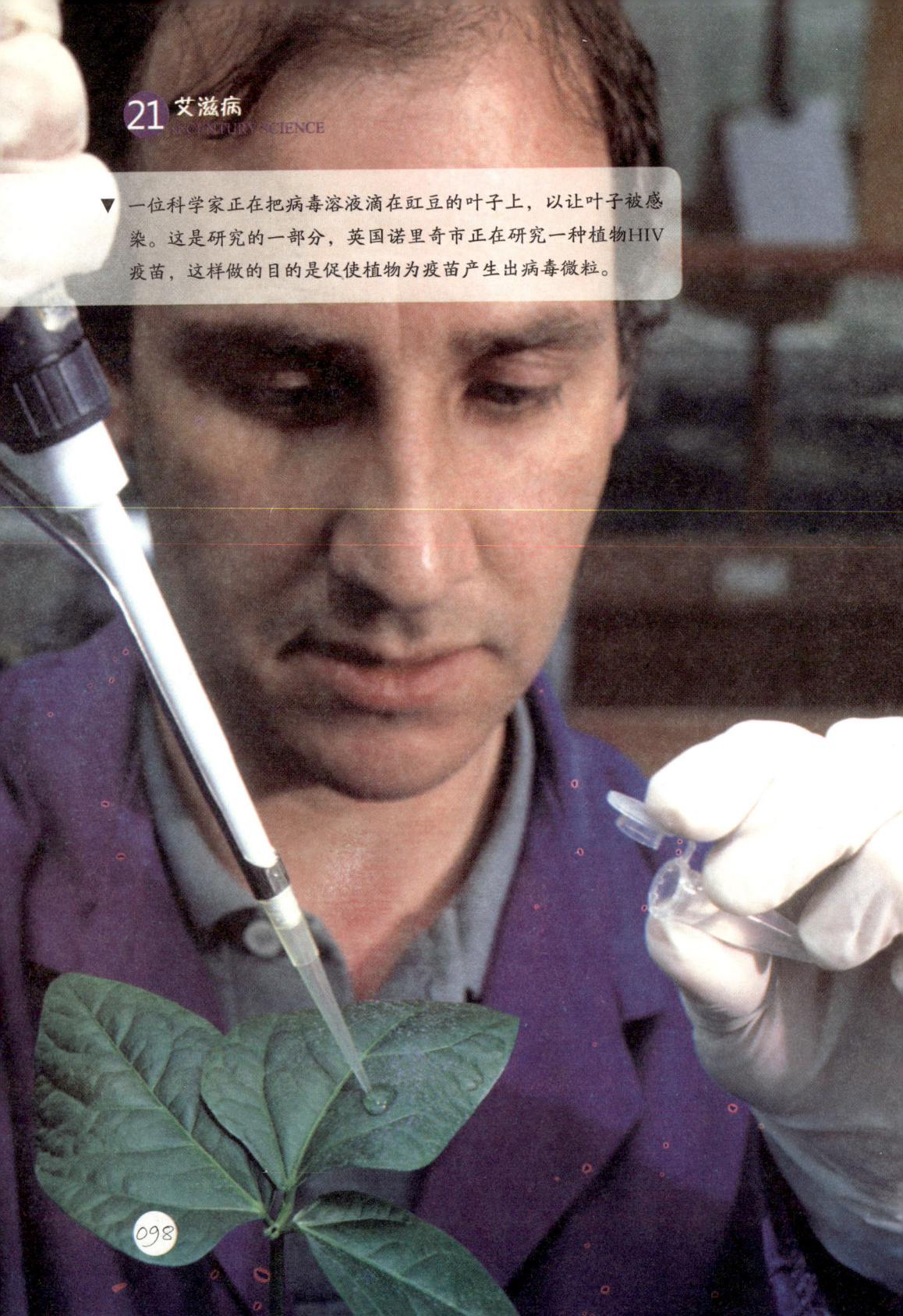

21 艾滋病

▼ 一位科学家正在把病毒溶液滴在豇豆的叶子上,以让叶子被感染。这是研究的一部分,英国诺里奇市正在研究一种植物HIV疫苗,这样做的目的是促使植物为疫苗产生出病毒微粒。

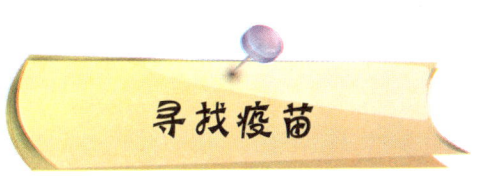

寻找疫苗

早期的疫苗是由活着的或弱化的病毒制成的。当它们进入人体后，免疫系统就会产生抗体，让T细胞处于戒备状态。今天的疫苗比以前的更安全。有些来自病毒的DNA切片完全是合成的。对抗HIV的有效疫苗很难制成，因为HIV是攻击免疫系统的细胞——它们需要疫苗去激活。HIV有时就隐藏在细胞核中以躲避免疫反应，它们很快能够发生变异，使得任何疫苗都不那么有效了。研究者认为那些有综合作用——激发T细胞和产生抗体——的疫苗是最有效的。

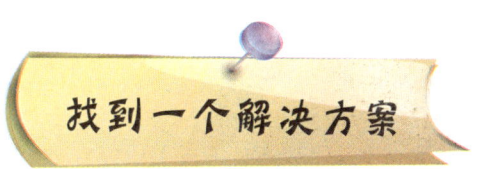

找到一个解决方案

目前大约有30种疫苗在人体经过了国际艾滋病疫苗组织的测试。疫苗有许多优点，人们可以更好地控制他们的预防工作，他们不再需要被监控。另外，疫苗也比使用治疗HIV的药物

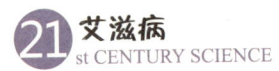
艾滋病

便宜。当然,孩子也能够得到保护。

杀菌剂是预防HIV感染的另一种方法。这些化学物质能够在HIV进入细胞前杀死它们。人们可以在性交前将其插入到阴道或肛门中。现在一共有15种杀菌剂通过了人体测试。

▼ 这个管子里的血细胞(红色)在高速旋转下被分离,所以病毒可以被隔离在清澈的液体中。

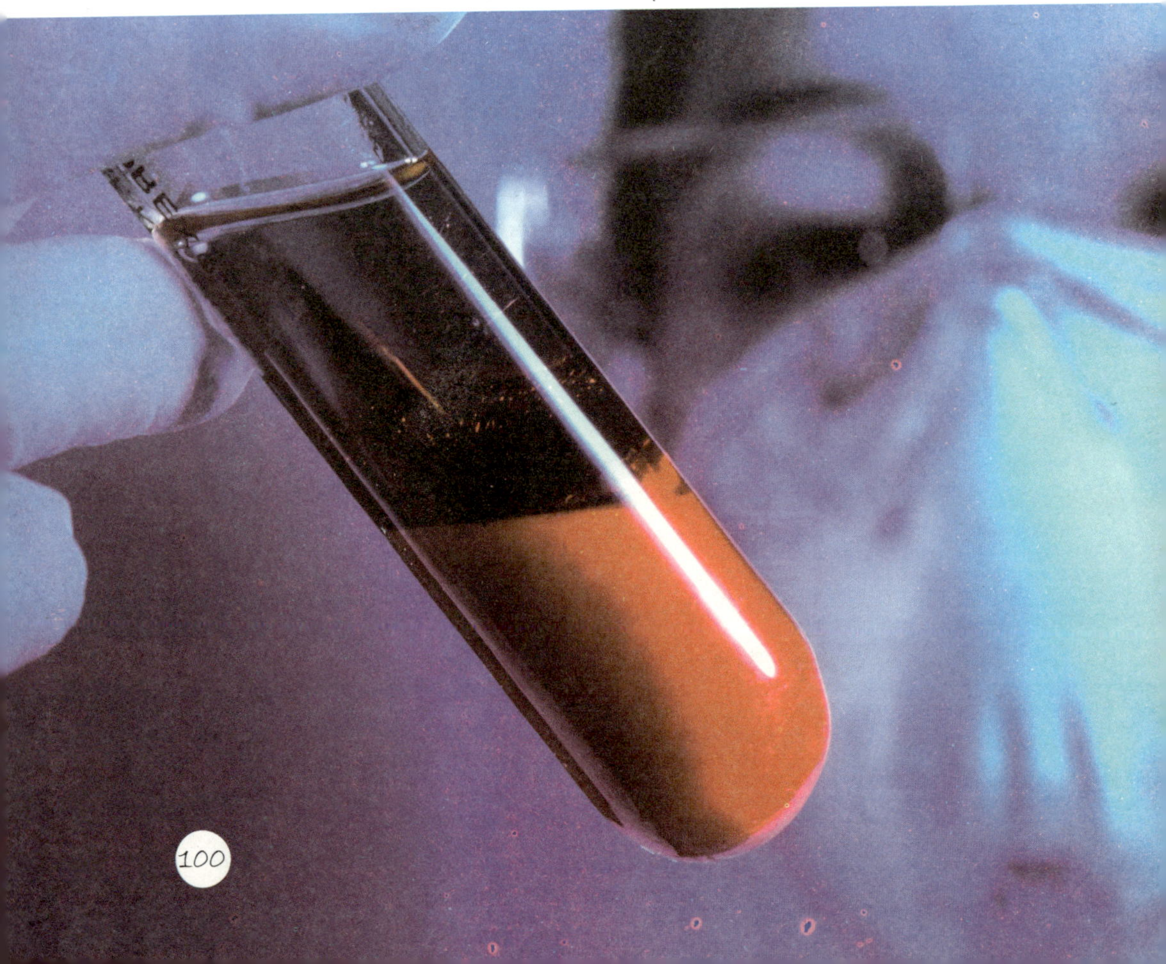

课题研究：

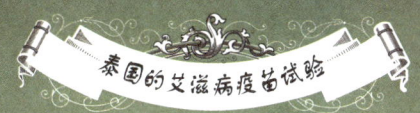
泰国的艾滋病疫苗试验

研究内容：到目前为止，RV144项目是最令人鼓舞的对抗HIV/艾滋病的疫苗试验。它是第一个被发现的组合疫苗，可以真正地降低人类感染HIV的风险。

研究团队：RV144项目是由美国军方的研究者领导的。他们与泰国公共卫生部、美国国家过敏和传染病研究所、法国赛诺菲帕斯特公司联手，制造出了一种疫苗ALVAC。传染性疾病全球解决方案研发了另一种疫苗AIDSVAX（一种名为

第六章 提高意识

gp120的HIV外膜的蛋白质作为疫苗抗原，利用基因重组技术制造而成）。

研究过程：在2003年，试验招募了1.6万多名来自泰国罗勇省和春武里省（这两个省在泰国是HIV感染率较高的省份）的成人志愿者，他们的年龄介于18岁至30岁之间。其中一些人接受了ALVAC或AIDSVAX疫苗接种，另一些人则接受了安慰剂（无效的）疫苗接种。

研究结论：疫苗降低了感染HIV31%的风险，74名注射安慰剂疫苗组的受试者感染了HIV，而注射疫苗组的感染人数则为51名。更多的试验还需要继续进行。

第七章 抗病毒药物

诊断与治疗

研究人员对一种新的疾病的了解越多,他们就越能及时给病人提供检测方法来诊断并进行预防、控制或治疗。在发现 HIV 不久后,1985 年研究人员做了第一例 HIV 的测试。两年后,出现了第一种抗病毒的药物艾滋病防护药。

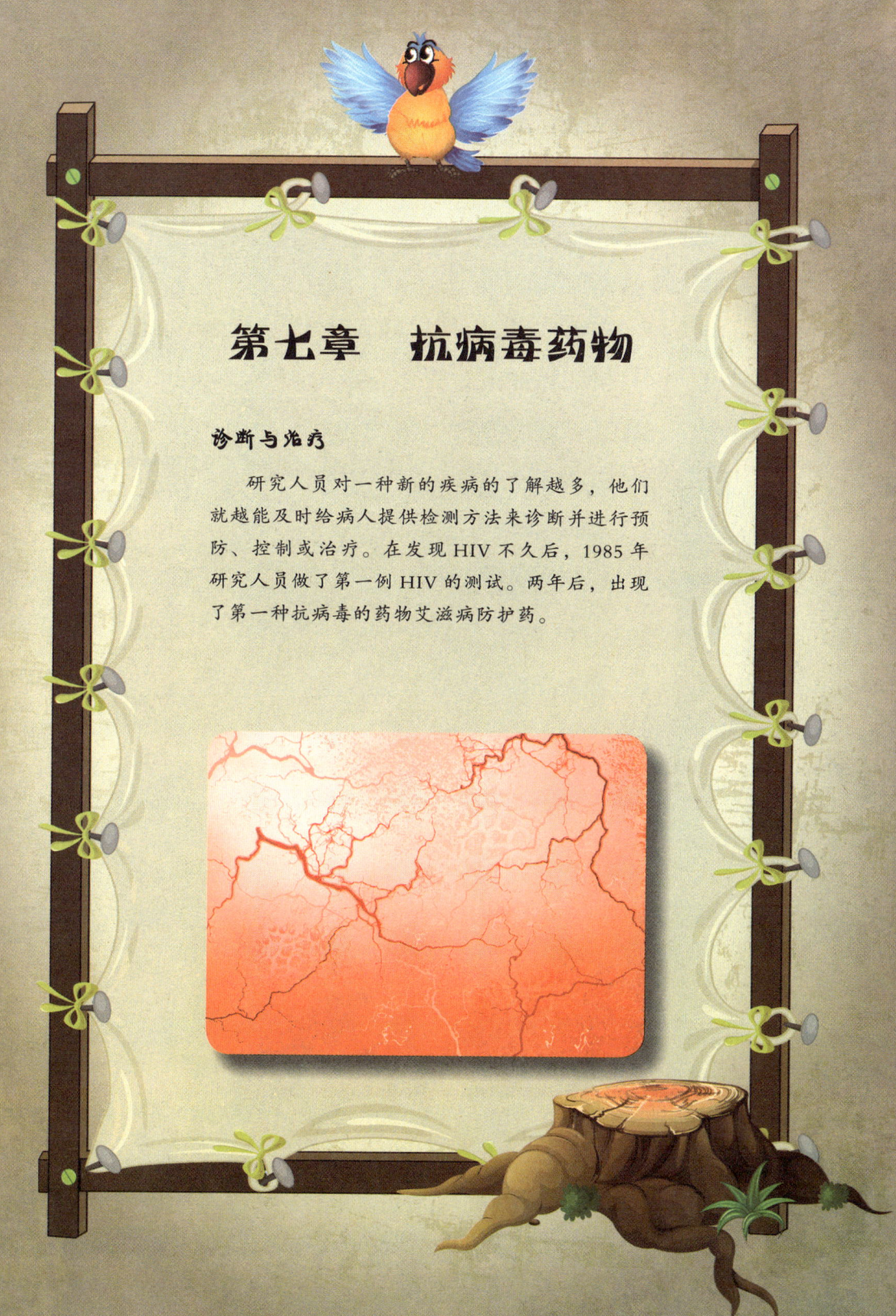

21 艾滋病

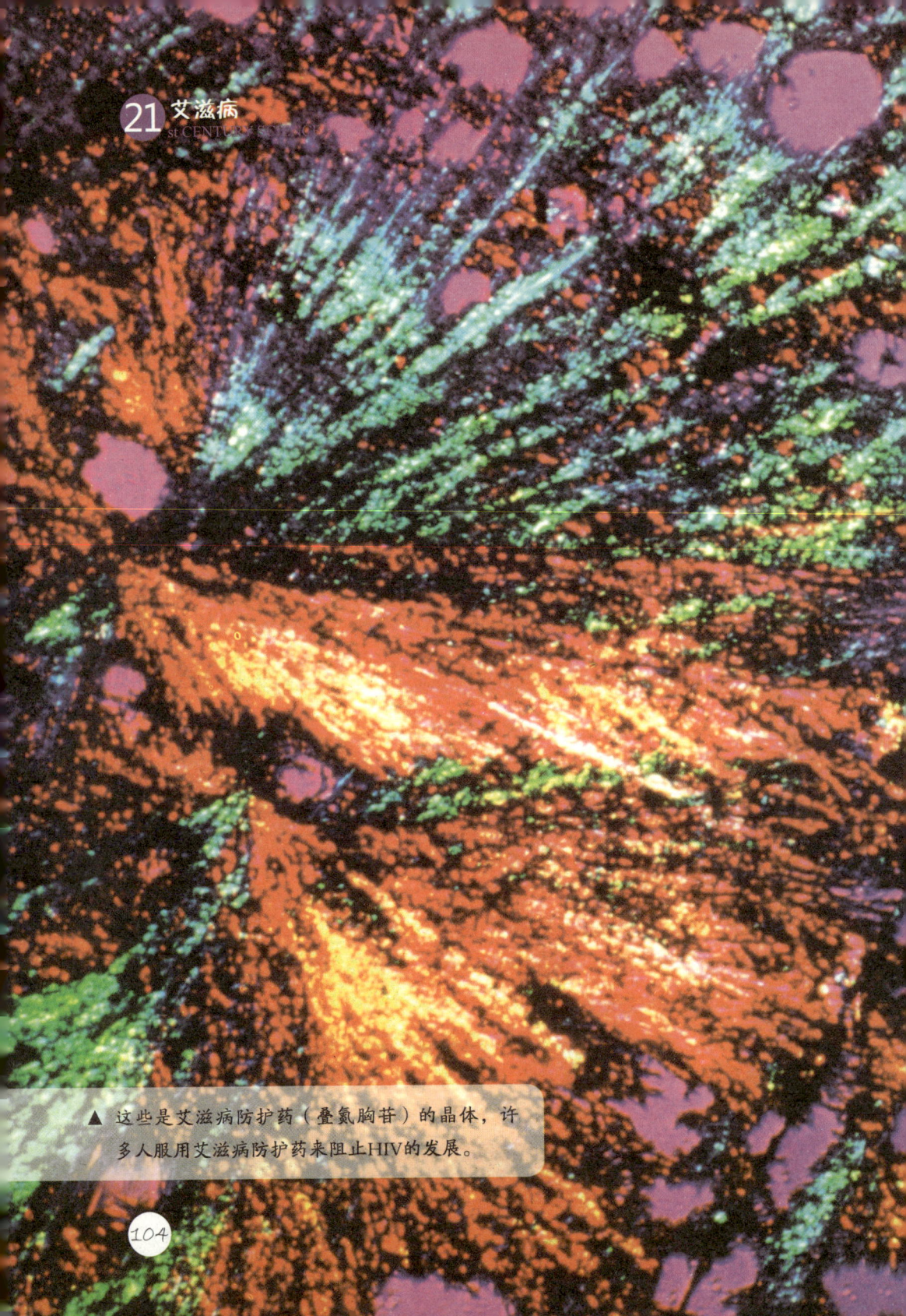

▲ 这些是艾滋病防护药（叠氮胸苷）的晶体，许多人服用艾滋病防护药来阻止HIV的发展。

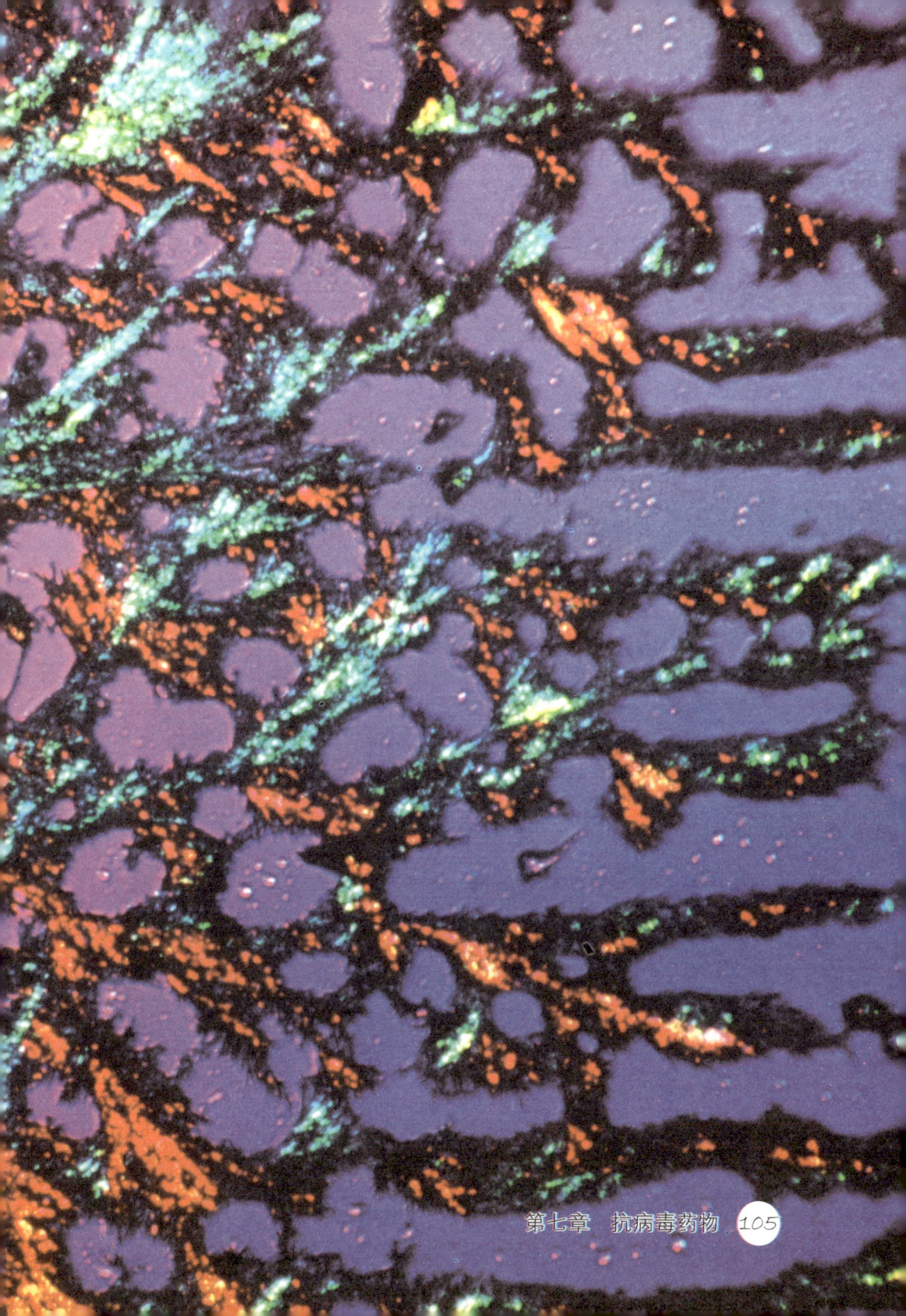

第七章 抗病毒药物

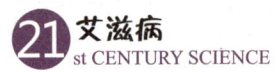艾滋病

希望与生存

我们今天仍在使用最初的HIV测试方法，通过它去发现对抗HIV的抗体。起初，HIV抗体的测试只用于对血液供应的筛查——这是个紧急的需要，因为人们开始因受感染的血液而感染HIV。两年后，这个测试方法被用来进行HIV阳性的检查。

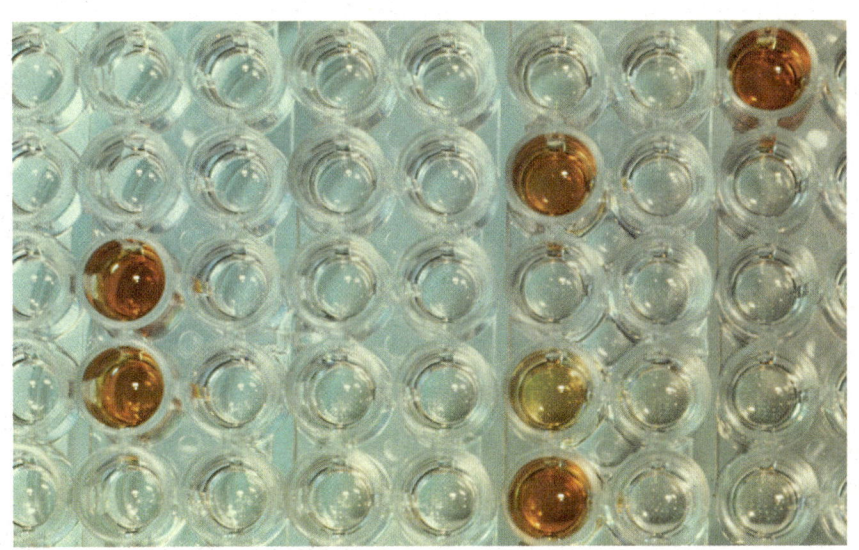
▲ 在这个酶联免疫吸附剂测定对HIV抗体的测试中，一种颜色的变化已经发生在包含了人类血清的六条似井的空间里，这意味着它是一个HIV的阳性测试。

没有人真正知道治疗是否有用,因此艾滋病患者很像是被宣判了死刑。不足为奇的是,许多人不想知道他们是HIV阳性。直到艾滋病防护药出现后,人们对HIV阳性诊断的恐惧才慢慢减轻。今天,越来越多HIV阳性的患者仍然生存着,这带来了不同的挑战。HIV感染者/艾滋病患者的治疗情况,通过对T细胞的指数和病毒载量的检测来加以监控。他们也使用其他药物进行治疗,以防产生别的感染或与艾滋病相关的问题。尽管药物可以控制HIV,同时也意味着许多被感染的人不会发展成艾滋病,但它们并不能治愈这种疾病。疫苗仍然是最好的选择。

HIV的测试

为什么要进行HIV测试有各种各样的原因:需要保护血液供应和发现感染程度;个人也可以通过测试去了解他们是否有症状;她们是否怀孕和是否知道自己的HIV状况。在阻止HIV/艾滋病的传播和帮助受感染的人群方面,HIV测试起到了重要的作用。

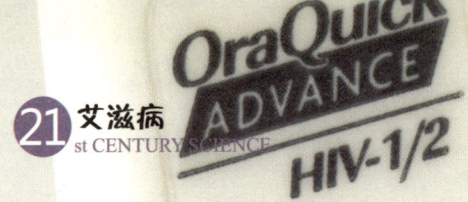

21 艾滋病

▼ 这个快速抗体测试被设计成在20分钟内使用唾液、血液或血浆来检测HIV-1或HIV-2。这个测试用来帮助诊断HIV的感染。

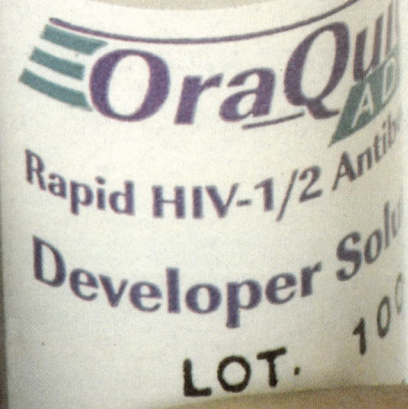

酶联免疫吸剂测定

大多数的HIV测试是可以探测出抵抗HIV的抗体的。比如，酶联免疫吸附剂测定，当HIV抗体结合成一种化学物质时会发生颜色反应。但是人们一般不会制造出抗体，直到他们被感染了的三个月至六个月后。在这个所谓感染和制造抗体的"窗口"间，他们被检测出来是阴性，但仍然具有传染性。如果他们被检测出来是阳性，还需要经过第二个称为蛋白质印迹法的测试去证实，这是另一种不同的技术。

抗体测试是在从胳膊或指尖抽取的血液样本或者是在唾液样本中完成的。人们曾经是要等待几天或几周才能拿到HIV测试的结果，但是在现在可以在一天内完成。

还有一些能够从血液中检测到HIV的测试方法。1996年开始使用的一种方法专门测试一种叫p24的蛋白质，一旦它出现在HIV中，在感染几周后血液中也会发现这种蛋白质。另外一种测试方法称为核酸测试，依赖一种名为聚合酶链式反应的技术，它使病毒遗传物质分子的数量不断增加，就像影印时印刷材料数量的增加。

艾滋病

作为健康顾问的工作

吉尔·卡特经过培训后成了一名社会工作者,并且做了13年的健康顾问,她在英国伦敦的一家性健康诊所工作。

一日掠影……

吉尔的部分工作是为做HIV测试的人在测试前和测试后提供咨询,这是常规性体检要完成的一部分。她在工作中看到了不同年龄和背景的人们。她的工作需要耐心、平静,并且始终不能忘记自己是在帮助那些选择做测试的病患。她还需要让他们选择和谁共同了解测试的结果,并且从不为他们作决定。如果HIV测试的结果是阴性，吉尔会借此机会去提醒病患在更安全的性行为中如何进行预防；如果结果是阳性，她必须做好准备，一旦病患得知了结果后会变得蛮不讲理，异常愤怒，吉尔要确保自己保持冷静，因为那不是针对她个人的。

斯人斯语……

"我看到一些人正在第一次向别人倾诉，这是第一次，他们已经能够述说自己的担忧。这项工作最好的一点就是能让事情变得不同，甚至能够拯救生命。"

新的治疗方法

现在有一种治疗HIV新的方法（使用联合药物），它可以降低HIV自我复制的几率。这些药物是抗逆转录病毒药物（ARVs），它们能够以不同的方式攻击HIV。联合药物比单一药物作用更大。

抗逆转录病毒药物

抗逆转录病毒药物主要有四类，它们都可以让已被感染HIV的患者生存下来，因为它们阻止了新的HIV微粒的形成。前三种都可以阻断酶，因为HIV需要它进行自我复制。酶加速了化学反应，这对生物来说是至关重要的。没有酶，消化系统将需要几个月才能消化完一顿饭。逆转录酶是一种主要的酶，HIV需要靠它复制自己的基因物质。抗逆转录病毒药物的前两类是用来阻断逆转录酶的。其中一个叫"核武器"（核苷/核苷逆转录酶抑制

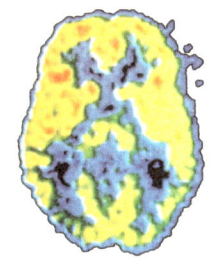 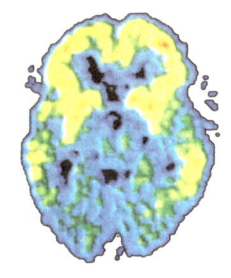 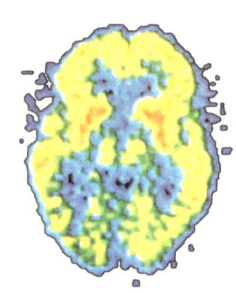

▲ 左边的扫描图展示了一个正常人的大脑，中间是一位患有老年痴呆症的艾滋病患者的大脑，右边的是同一个患者在经过了13周艾滋病防护药治疗后的大脑。

剂），另一个是"非核"（非核苷逆转录酶抑制剂）。最新的抗逆转录病毒药物称为融合抑制剂，它可以通过防止HIV粘贴在细胞表面进而阻止其进入细胞。

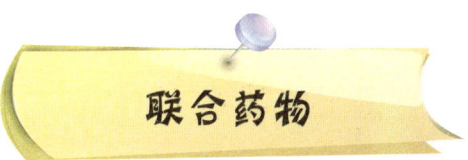

抗逆转录病毒药物并不是百分之百有效。当HIV微粒增多的时候，它们可以逃脱抗逆转录病毒药物的攻击，它们只有微小的

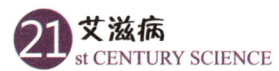

变化是因为其基因物质并不能完美地进行复制。这些新的菌株，正如他们的名字，可能会抵抗专门攻击原始菌株的抗逆转录病毒药物。患者通常是进行联合药物的治疗——如果HIV的菌株能抵抗住一种药物，它可能抵抗不住第二种、第三种或第四种。通常是联合三种或更多的抗逆转录病毒药物，这也被称为高效抗逆转录病毒治疗（HAART）。现在有超过20种以上药物的处方和很多不同的组合。

接受高效抗逆转录病毒治疗的患者需要承担全部的责任。被HIV感染的患者在他/她的余生都将需要服用药物。有些抗逆转录病毒治疗有副作用，如疲倦和不舒服。在真正发病之前，他们就得服用抗逆转录病毒药物。因此，抗逆转录病毒药物能够给HIV阳性的患者提供机会，让他们在很多年中远离艾滋病。

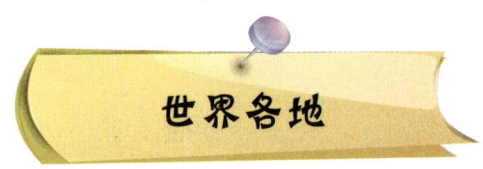

世界各地

很多患者居住的国家通常都负担不起抗逆转录病毒药物，但是制造这种药的方法有许多种。制药公司可以免费提供给他们，或者一种新药发明出来后，化学家合成这些分子，然后生产出廉价的普通仿制药。但他们唯一的难题是专利权——法律需要保护发明家的权利。因此，如果一种HIV的药物在1984年被发明，那么别人就不能生产这种药物，直到2004年专利期限结束。不受专利权保护的国家能够制造出普通仿制药，并且生产的成本很低。目前，抗逆转录病毒药物的仿制药正在一些地区（如非洲和拉丁美洲）生产。世界卫生组织说全世界一共有650万患者急需抗逆转录病毒药物，但是只有15%的患者得到了这种药物。

▼ 公共意识在对抗HIV/艾滋病时是一个重要的因素。这里是埃塞俄比亚的小学生在庆祝国家艾滋病日。

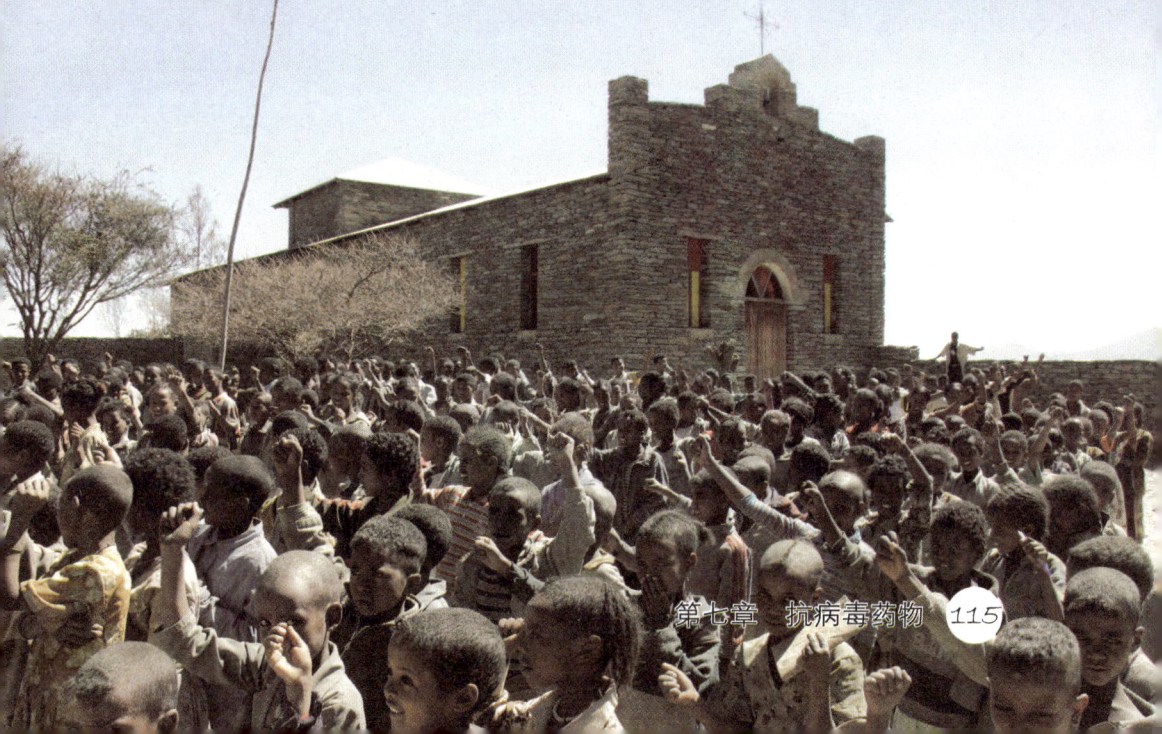

第七章 抗病毒药物

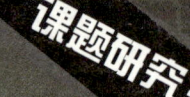

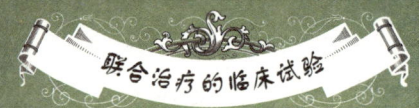

研究内容：高效抗逆转录病毒治疗是复杂的，因为它包含了不止一种药物。科学家需要知道哪些药物在这个药物的"鸡尾酒"中是最有效的。

研究团队：亚兹丹·亚兹丹帕纳赫是法国图尔宽的传染病和旅行医学大学的研究员，他与他的同事在英国和瑞士工作。

研究过程：研究人员想把以蛋白酶抑制剂为基础的联合药物同基于非核苷逆转录酶抑制剂

（"非核"）的联合药物进行比较。团队采取了间接的方法，并"挖掘"了现有的资料。他们进行了14个包括PIs和"非核"的联合药物的临床试验，一共有6785个艾滋病患者参加。试验着眼于患者的存活率。

研究结论：三联疗法比二联疗法提供了更高的存活率。以蛋白酶抑制剂为基础的联合药物比以非核苷逆转录酶抑制剂（"非核"）为基础的存活率要高。研究人员现在希望能通过更多的试验去比较这些组合。

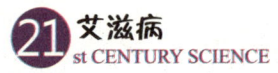

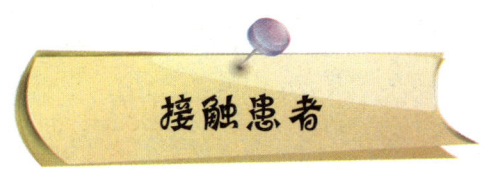

在巴西和南美，HIV感染者/艾滋病患者有渠道获得药物已经很多年了。在非洲的博茨瓦纳和乌干达，政府正在扩大抗逆转录病毒药物的生产计划。然而，在整个非洲撒哈拉地区，治疗的覆盖率只有11%（也就是说，将近500万患者需要药物，但是目前只有50万患者得到了药物）。

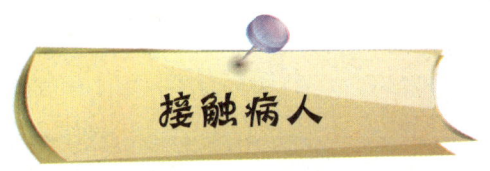

当艾滋病患者生病后，他们需要抑制感染的抗体，他们的家庭需要实际的帮助和情感的支持。因此，一个国家需要一个诊所和医院的网络，配备合格的护士、医生和保健人员。这对于一些资源贫乏的国家来说，是一个巨大的挑战，特别在因战争和政治问题传染上了这种疾病的国家更是如此。

课题研究：

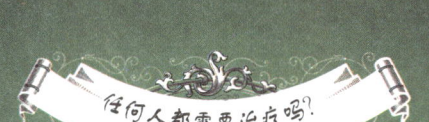
任何人都需要治疗吗？

研究内容：大多数国家受到了HIV/艾滋病的影响，它们试图至少让80%有需要的患者得到治疗。大型的国际项目需要提供动力和资源去改善获取HIV的诊断、药物和监控服务的渠道。最新的就是"All by 2010"项目。

领导者："All by 2010"这个项目是由八国集团国家（八个最富裕的国家组成的团队）和其他国家的领导人在联合国峰会中确立的。

项　　目：感染HIV的人们必须清楚了解接受抗逆转录病毒药物治疗的自然寿命。为此，他们需要持续地被监控和支持，这意味着要建立一个国家医疗基础设施。药物的生产成本必须要低，也就是说让制药公司成为合作伙伴。测试和咨询的设施需要与治疗的设施一同发展。"All by 2010"这个项目是联合国的千年发展目标的一部分，旨在到2015年制止并扭转HIV/艾滋病的上升趋势。

研究结论：2008年，联合国艾滋病规划署、联合国儿童基金会和世界卫生组织的负责人承认大多数国家将不能实现2010年的目标——虽然已经取得了一些进步，很多生命也被拯救了。

第八章 疫苗接种运动

艾滋病与未来

　　HIV 感染者/艾滋病患者几乎在所有地方都存在，这种情况在有的国家正在恶化，在有的国家却正在改善。在肯尼亚、津巴布韦和布基纳法索，艾滋病病例的数量在群体人口中已经开始显示减少，但是在东欧和中亚，则出现了大幅度的增加。

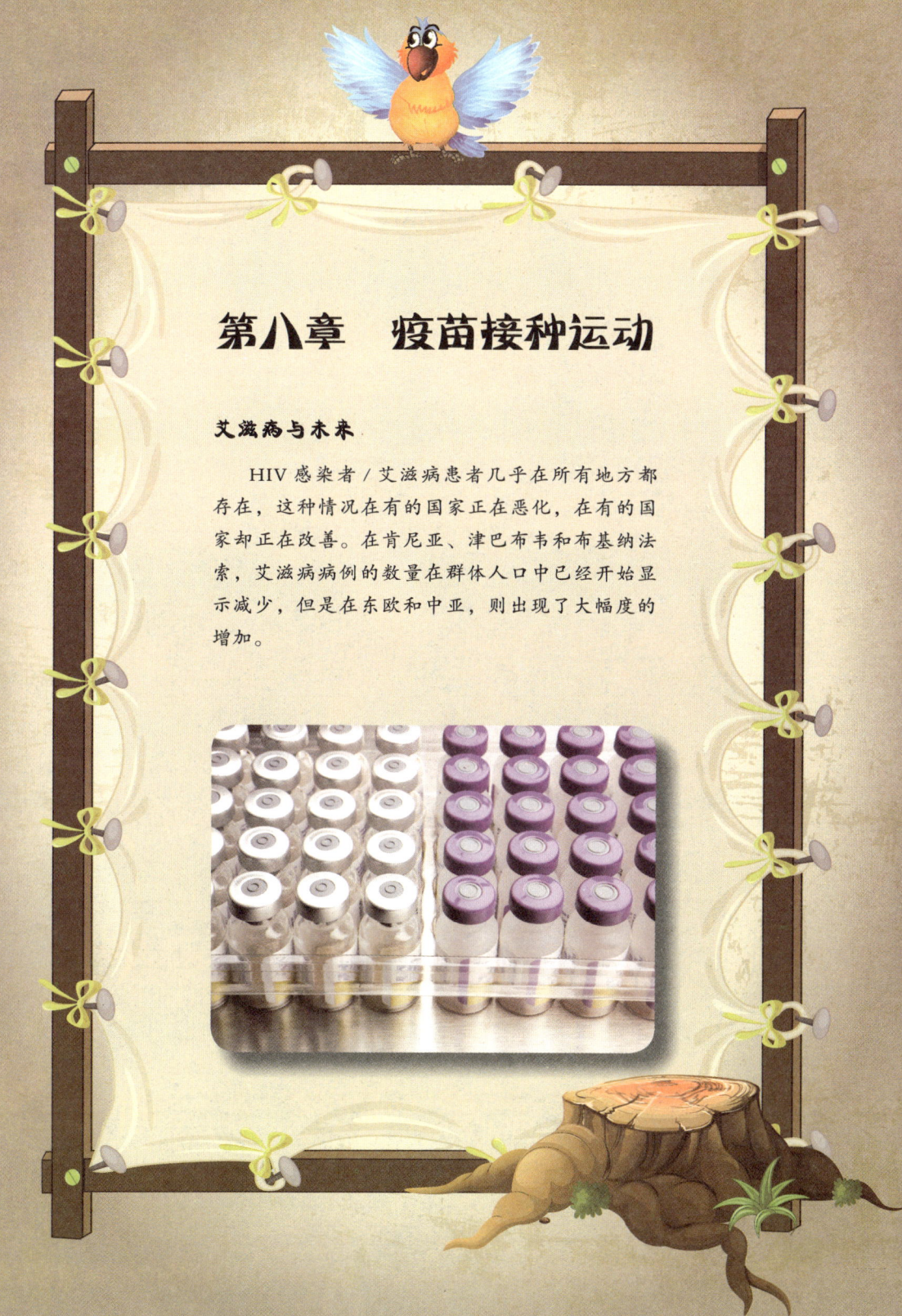

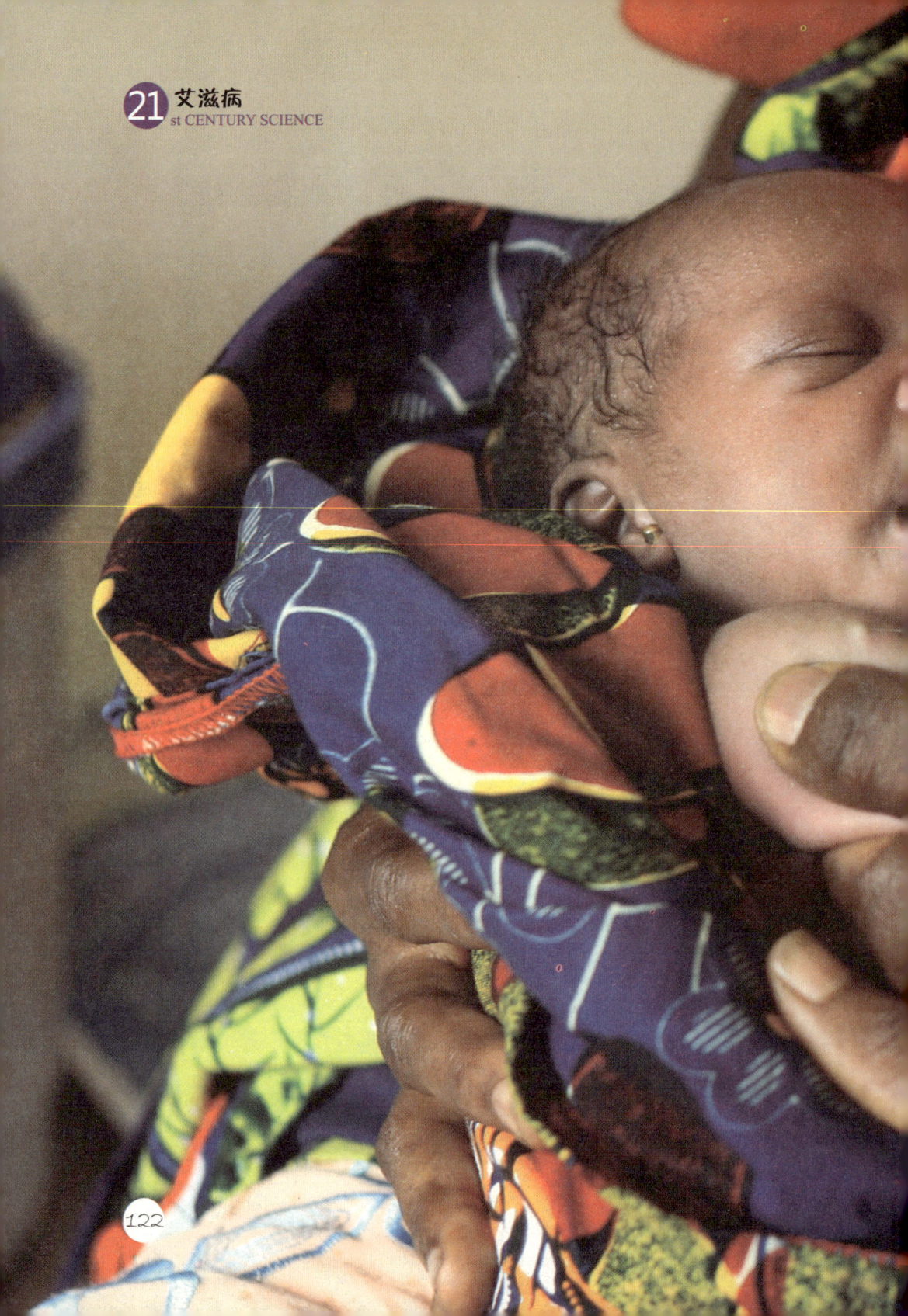

▼ 一个在西非塞拉利昂的婴儿在接种抗HIV/艾滋病的疫苗。

21 艾滋病
st CENTURY SCIENCE

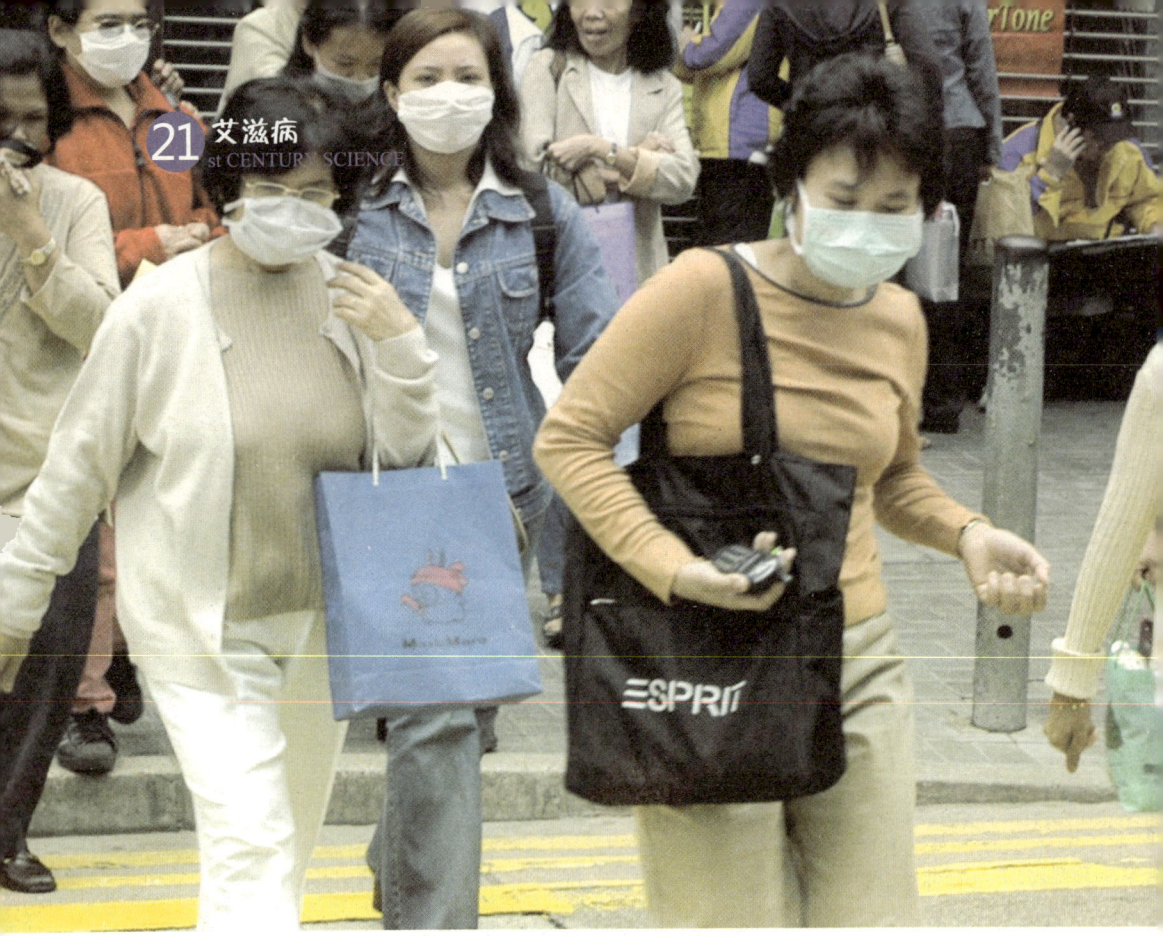

▲ 2003年在香港，人们戴着口罩，以避免传染到SARS（严重急性呼吸综合征），SARS在那一年成为大规模的流行病。

采取行动

2001年，联合国宣布艾滋病已在全球范围内出现，需要大规模的行动去战胜它。联合国的八个千年发展目标其中之一，就是

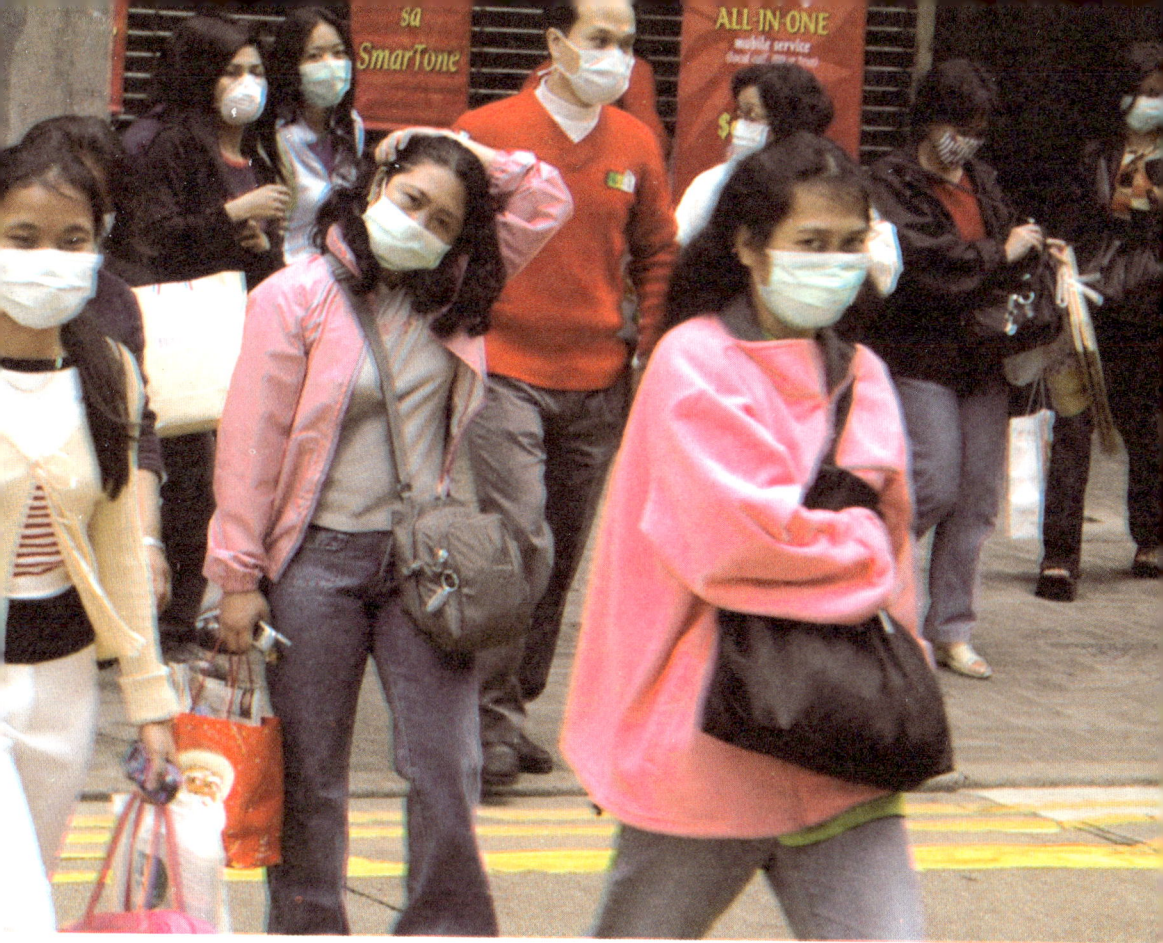

到2015让全世界的HIV感染者/艾滋病患者的人数减半并扭转这种疾病蔓延的趋势。

　　1967年，世界卫生组织在全球开始进行大规模的疫苗接种运动，用来根除天花。十年后，一个埃塞俄比亚的厨师成了世界上最后一个感染天花的人。接着世界卫生组织决定根除脊髓灰质炎（小儿麻痹），并在很多国家取得了非常大的成功。主要做法是通过在国家免疫日由志愿者去访问每个家庭，并把脊髓灰质炎疫苗提供给每一个5岁以下的儿童。那么，为什么就不能将HIV也根除呢？

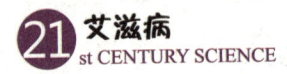

首先,一个有效的疫苗是必需的。即便如此,消灭HIV也会非常困难,因为HIV非常容易变异。科学家正在尽他们所能去做一些战胜HIV的研究,但是也有可能是HIV获得胜利。我们可能永远无法摆脱,甚至去控制HIV。

流行病和大规模流行病

流行病是指一种疾病的病例数目突然增加,并且高于预期水平。大规模流行病是一种流行病影响到了一个很大的区域——一块大陆或整个世界。

艾滋病是一种大规模的流行病,它在世界各地,包括东欧、亚洲和撒哈拉沙漠以南的非洲,都爆发了严重的流行性传染。在许多方面,艾滋病的大规模蔓延震惊了全世界。全球的反应缓慢是因为HIV走在了科学家前面。

我们担心最新的大规模流行病是禽流感和猪流感——它们都是披着不同外衣的"老敌人"。流感是根据两种覆盖在病毒表面的蛋白质来进行分类的。一种蛋白质里有16种血凝素(H),另

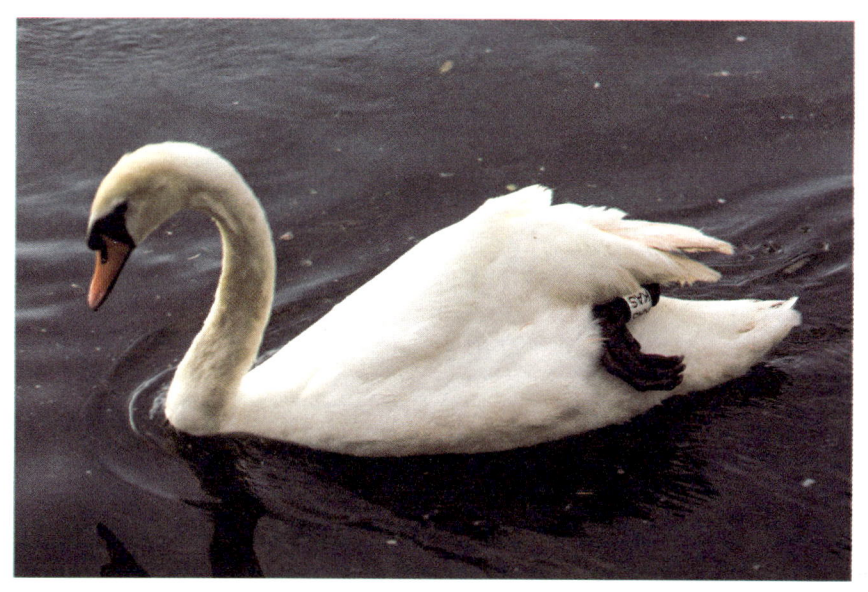

▲ 禽流感是通过接触已感染的鸟类而传染的，对人类是致命的。

一种里有9种神经氨酸酶（N），它们会产生许多H和N的不同组合，被称为流感的亚型。亚型可以进一步被归类为菌株，它们的多样性是致命的（危险的）。H5N1禽流感的传播是由于人类接触了已感染的鸟类，自从1997年以来媒体报道了很多这样的案例。禽流感对人类是致命的，但从人传染给人是罕见的。现在的问题是，是否H1N1猪流感病毒会发生基因变异，这将使它在人与人之间传播变得容易，从而有可能导致大规模的流行性疾病。

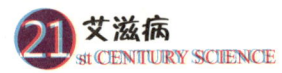

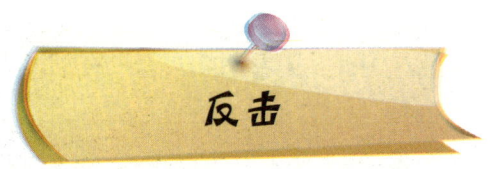

对这种大规模的流行病进行反击有两种武器——疫苗和抗病毒的药物。如果科学家研制出了一种疫苗，那么还需要大规模的生产去终止这种大规模的流行病的传播。治疗禽流感或猪流感也有两种抗病毒的药物，它们是特敏福（奥斯他韦）和达菲（扎那米韦）。像是需要有抗逆转录病毒药物去治疗艾滋病患者一样，让每个有需要的人得到药物可能会有问题。大规模的流行病是不可预测的，每一个人必须意识到潜在的危险，政府也必须立刻做好应急准备。

课题研究：

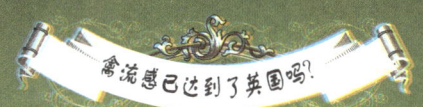
禽流感已达到了英国吗？

研究内容： 在英国野生鸟类中调查禽流感。

研究团队： 来自兽医实验室的鸟类研究小组、野生鸟类和湿地基金会、英国射击和保护协会。团队会得到公众的帮助，由他们提供报告。

研究过程： 团队捕捉了一些野生鸟类，包括欧洲的白额雁、野鸭、水鸭和绿头鸭，并给它们贴上了标签，他们在实验室分析收集到的这些鸟类的粪便。有的样本来自被

第八章　疫苗接种运动

捕获的鸟类（来自合法捕捉野禽的活动）。最后，要求公众向鸟类研究小组报告，他们是否同时在同一个地方发现了十只或十只以上的死鸟（在苏格兰是五只或五只以上），这或许预示着禽流感的爆发。

研究结论：尽管英国在2008年11月正式宣布国内没有发生禽流感，但还是发现了一些小型禽流感的爆发。2009年1月在多塞特郡发现了一例，前一年在萨福克郡和诺福克郡都爆发了疫情。鸟类研究小组以及其他机构迅速的行动制止了这些疫情的蔓延。

进一步的研究

研究者希望接下来去发现什么呢？科学家在19世纪就开始研究传染病，那时疾病的"细菌"理论得到了广泛的认可。对重大疾病的研究已经拯救了无数人的生命，但还是死了很多人，

▼ 在实验室工作的科学家会从电子显微镜图像中看到一个感染的T细胞及其典型的多块状外观，小小的球型病毒颗粒（绿色）的萌芽离开了细胞膜。

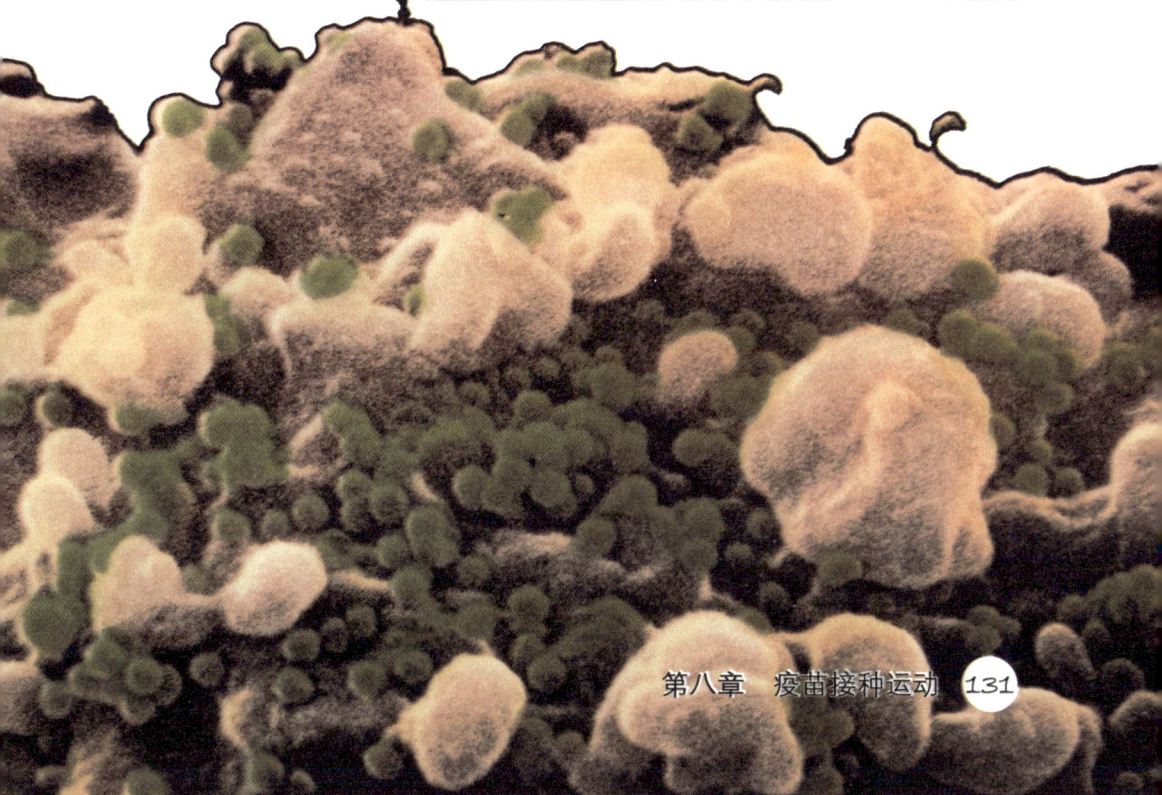

第八章 疫苗接种运动

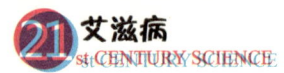
艾滋病

因为这些科学发现没有很快地得到实施。我们在过去的30年里学到了许多关于HIV/艾滋病的知识，但仍然有很多东西要去探索、发现。我们主要考虑做的就是要找到一种真正有效的疫苗去抵抗HIV。

现代医学和生物学都在分子和基因的层面上了解人体、细胞和微生物。这意味着HIV可以在实验室里被解剖和分析，进而去了解什么是关键的蛋白质分子。目前的疫苗是基于这些分子的组成部分，而非整个病毒。对于尝试使用后者来说，将是非常危险的，因为接种疫苗者有可能被感染。但是，这些分子自己本身不能被注入，它们需要被携带到传播媒介或带菌体上。所以，专家们现在正在使用一些无害的病毒做带菌体。

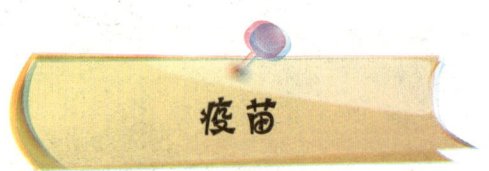
疫苗

现在有两种类型的HIV疫苗可以开发：一种是传统的方法，在药物生效后防止感染的发生；另外一种是治疗性的疫苗，一旦一个人被感染，它可以减缓疾病发展的进程。

预防一种疾病总是比治疗一种疾病要容易得多。一个方法是使用杀菌剂，它把避孕（避孕药）与预防HIV结合了起来，是一种可以适用于女人阴道的凝胶。不同类型的杀菌剂正在开发和测试中。

▼ 一位研究人员正在工作，试管里含有在培养基中生长的HIV。为了更好地了解这种病毒本身，科学家希望能够研发出一些药物和疫苗。

第八章 疫苗接种运动

21 艾滋病
st CENTURY SCIENCE

科学生涯

莫里亚·博德博士是南非科学与工业研究委员会化学发现小组的研究员。这个组织在非洲是一家领先的科学技术研究与开发组织，由南非政府支持。

一日掠影……

莫里亚的计划开始于1994年，计划的目标是降低核苷逆转录酶抑制剂的成本，通过简化化学反应步骤去生产它们。这个计划的突破口是在每一个阶段的进展中利用酶，而不是化学催化剂。

这些酶都来自微生物，为了得到最好的酶，莫里亚和他的团队已经筛查了不同的菌株。因此，实验室的工作结合了化学和微生物学。这个计划将帮助南非的HIV感染者/艾滋病患者获得抗逆转录病毒药物。

斯人斯语……

"做大量的研发工作是要使它成为一个可行的方法。团队对这个过程和其潜力所拥有的信念，很大程度上是他们决心使它发挥作用的动力所在。"

21 艾滋病

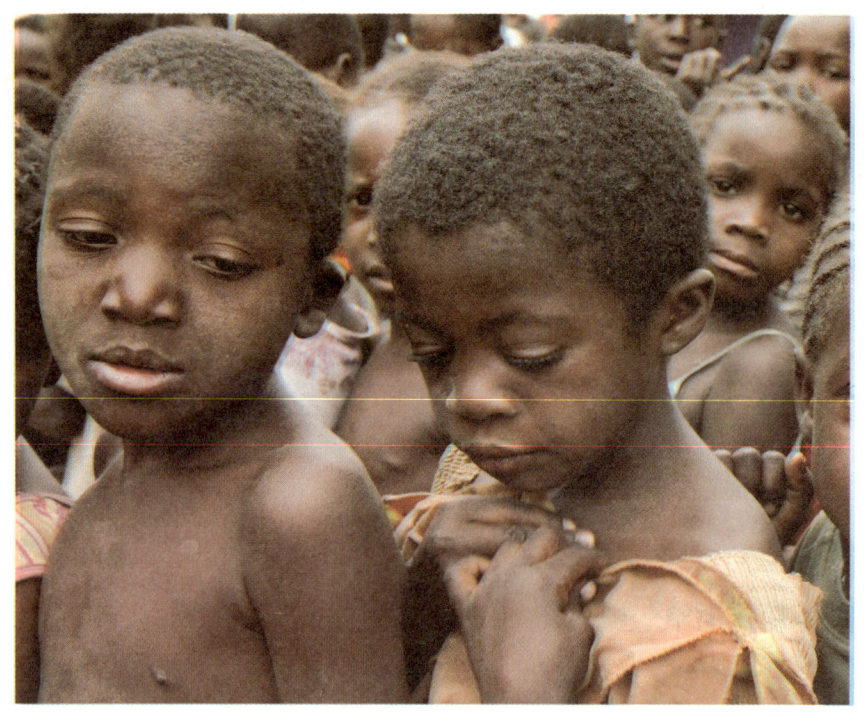

▲ 我们要找到一种方法使下一代远离HIV/艾滋病，这是至关重要的。

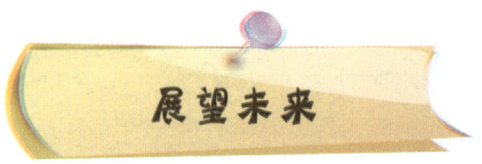

展望未来

　　艾滋病是发生在现代医学研究时代的第一个大规模流行病。科学家已经能够使用复杂的技术来研究这种疾病，他们可以辨认出HIV这种以前人们不知道的病毒，为感染者进行灵敏的测试，并且这种测试可以用于世界各地。对HIV生命周期的认识是研发抗逆转录病毒药物的基础，这些药物可以减缓或阻止疾病的发展。如果科学家使已有的知识能充分发挥作用，那么科学研究肯定可以挽救生命，使更多的人受益。

科学家在HIV/艾滋病的研究上已经取得了很多重大的成就，但是真正的挑战是要研究治疗所有那些被感染HIV/艾滋病的人。这是很多人——政府、组织（如世界卫生组织）、当地的诊所和社区里的人——的责任。仍然有很多事情需要去做，要教育人们了解在通过不安全的性行为和注射毒品时感染HIV的风险，也要保证血液供应的安全和医疗注射的安全。科学研究会带来更多的好处，如更好的药物或是一种有效的疫苗。但科学家必须要尽快拿出成果，因为全球HIV感染者/艾滋病患者的人数仍然在继续增长。

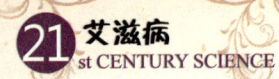

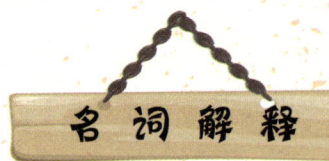

贫血症：在血液中缺乏氧气运输血红蛋白，常为缺铁所引起。

抗生素：杀死细菌或减缓细菌的生长，常用于治疗细菌感染（不适用于病毒感染）。

抗体：免疫系统所产生出的蛋白质，用来应对感染。

抗逆转录病毒药物：一种治疗艾滋病的药物，能够阻挡HIV自然生命周期的一部分。

输血：通过他人所捐献的血液或血液制品来弥补自身的血液不足。

美国疾病控制与预防中心：美国的一个政府机构，领导对抗传染病的行动，包括艾滋病。

细胞：生物体的最小单位，在人体内大约有200种不同的细胞。

凝块：由血细胞形成的块状物，在人体受伤后阻止血液流出。

传染性疾病：通过触摸或直接接触而传染的疾病。

痴呆：一种大脑疾病，会使人丧失记忆和智力。

疾病：人体的非正常状态，由多种不同的原因（包括感染）所引起。

DNA（脱氧核糖核酸）：由遗传基因蓝图制造出来的化学物质。

酶：一种生物催化剂，能够使人体内生物的化学反应加速。

流行病：某一种疾病在很短的时间内爆发了很多例。

非专利药物：复制的一种独家专利药物，在复制此药物时，它的专利期限已过。

遗传基因：受到影响或产生影响的基因，是DNA的分子片段，控制着遗传。

血友病：一种血液疾病，在血液中缺乏一组具有止血功能的生物活性蛋白质，也就是说血液无法进行正常的凝固。

宿主：一个给寄生虫提供营养的有机体。

免疫：因免疫系统已具有防疫能力而避免患病。

淋巴结：在淋巴系统内，能够帮助对抗感染。

微生物：只能在显微镜下看见的有机体，包括细菌、真菌、病毒和原生生物。

杀菌灭藻剂：杀死微生物的物质。

分子：由两个或多个原子组成的物质。

黏膜：体内大多数的腔的内膜，如口腔和肠道。

突变：在病毒中基因组DNA序列的变化，它能够抑制之前的有效治疗。

核：在细胞内的一种结构，体内包含了自己本身的DNA。

流行病：世界范围内的疫情。

寄生虫：一种生活在其他有机体内的有机体。

专利：一项发明创造的独享权利，如一种专利药物，在一段时期内不得被复制。

安慰剂：在实验室的临床治疗中用于对比的一种不起作用的药物。

蛋白质：在生物中发现的一种大而复杂的分子。

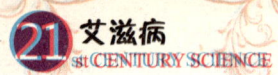

受体：在细胞表面的一种蛋白质分子，能够导致某些反应。

复制：当细胞分裂的时候复制DNA，以便一个新的DNA进入每一个新的细胞。

逆转录病毒：一种病毒，如只含有RNA而没有DNA的HIV。

RNA（核糖核酸）：与DNA的化学性质相似，但是在细胞内的作用却不同。

SARS（严重急性呼吸综合征）：一种具有高度传染性的肺炎。

合成：通过一系列的化学反应制成一种化合物。

疫苗接种：给某人注射一种疫苗来刺激他的免疫系统，使其能够预防疾病。

病毒：最小的微生物，为了生存它需要一个宿主。

世界卫生组织：联合国的一个机构。